U0246158

# 针灸治疗皮肤病效验集

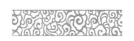 ## 效验集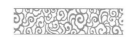

### 第2版

赵 方 著

人民卫生出版社
·北京·

图书在版编目（CIP）数据

针灸治疗皮肤病效验集/赵方著. —2版. —北京：人民卫生出版社，2023.10

ISBN 978-7-117-35474-5

Ⅰ. ①针… Ⅱ. ①赵… Ⅲ. ①皮肤病－针灸疗法 Ⅳ. ①R246.7

中国国家版本馆CIP数据核字（2023）第198933号

| 人卫智网 | www.ipmph.com | 医学教育、学术、考试、健康，购书智慧智能综合服务平台 |
| 人卫官网 | www.pmph.com | 人卫官方资讯发布平台 |

**针灸治疗皮肤病效验集**
Zhenjiu Zhiliao Pifubing Xiaoyanji
第 2 版

著　　者：赵　方
出版发行：人民卫生出版社（中继线 010-59780011）
地　　址：北京市朝阳区潘家园南里 19 号
邮　　编：100021
E - mail：pmph @ pmph.com
购书热线：010-59787592　010-59787584　010-65264830
印　　刷：鸿博睿特（天津）印刷科技有限公司
经　　销：新华书店
开　　本：710×1000　1/16　　印张：14　　插页：6
字　　数：208 千字
版　　次：2010 年 8 月第 1 版　　2023 年 10 月第 2 版
印　　次：2023 年 11 月第 1 次印刷
标准书号：ISBN 978-7-117-35474-5
定　　价：69.00 元

打击盗版举报电话：010-59787491　　E-mail：WQ @ pmph.com
质量问题联系电话：010-59787234　　E-mail：zhiliang @ pmph.com
数字融合服务电话：4001118166　　E-mail：zengzhi @ pmph.com

# 作者简介

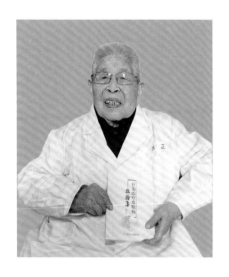

**赵方**，生于 1930 年，1947 年参加革命工作，大专文化程度。中国文化研究会传统医学专业委员会常务委员。

幼年在农村常看见针灸医生治病，偶见一针"起死回生"，所以从幼年时代就酷爱针灸治病。参加部队工作及转业后的几十年来，中医学习从未间断，20 世纪 60 年代曾在夜大学习全部中医课程，又在中华针灸进修学院学习并顺利毕业。1979 年通过北京市考试获执业资格，在总参第二干休所门诊部受聘从医，后又出国应诊。回国后受聘于宋庆龄基金会和平门诊部，从事中医诊疗工作。40 年来，由于治病疗效快捷，收费低廉，受到国内外患者的好评。

赵方勤于学习理论，善于临床积累，潜心学术研究，随着临床经验的不断丰富，学术造诣也日渐深厚，其学术成果也越来越被国内外传统医学界所认可。1993 年曾受邀请赴美国田纳西大学医学院皮肤系讲学；1998 年被美国中华医学会聘为皮肤病高级顾问、加州中山医院皮肤科主任；在受中国中医科学院针灸研究所邀请讲学的几年期间，其丰富的临床经验和学术成果得到了同仁及学生的称赞。今又应国内、外学生之要求，将其 40 多年来临床积累的多种皮肤病诊治验案整理成册，以飨读者。

# 自　序

　　针灸学是中医学的重要组成部分。针灸疗法不仅在我国历史悠久，应用广泛，在国际上也享有盛名，并得到广泛赞誉。特别是在二十世纪八九十年代后，西方许多国家甚至风行持久。我曾在美国接诊过许多患者，其中有一位患者得了带状疱疹，已经两年多了。经诊断后，发现患者发疱疹的部位在右胸上部，疱疹虽已消失，但仍疼痛难忍。据患者说，美国医生治疗这个病，唯一的方法就是注射抗生素消疱疹。我除了给他针、灸并用外，又实施了刺血方法，治疗一次后，第二天患者来了对我说："我非常感谢你，疼痛已减轻了。"我按前法又治疗了一次，患者痊愈了。后来患者将我治病的情况转告了当地的医学院，该院请我去讲学一次。

　　后来又接诊两名美国的银屑病患者。一个是40多岁的男性，成功治愈后，有一天来电话谢我，还说："我的私人保健医生听说我的银屑病被中国人治好了，惊奇得下巴都要掉了，那个医生说，我们治疗这个病，如果是轻症患者，就给他抹一点抗生素药膏，重症的，就给他吃激素，没有别的办法。"另一位是个5岁的小女孩，从小体质很弱，中医认为幼儿体质稚阴稚阳，所以不能用针刺，只能用灸法，一共灸了17次就治好了，皮肤光滑如初，她的父母对我千恩万谢。

　　给这两人治愈后，我就要回国了。这时，有一名患者一定要拜我为师，我对他说："拜师可以，但是你要先去学一些中医的基础理论。"随后，这位求师者卖掉自己的房子、汽车，辞去工作，先是在美国中医学校学习中医基础理论，后又来到中国，跟着我临床学习、实践了整整一年多才回美国。几年后来信说，在美国开了门诊，但是，有些病他还是不能独立医治，因此差不多一年的时间我都在给他进行长途电话指导。

　　讲这些故事是想说，中国在进入了改革开放的年代之后，许多国家的知名人士，感受到中医的强大和治疗疑难病症的奇效，纷纷来我国学习中医理论与实用的治疗方法，说明中国的中医学、针灸学在国际医学界的优势越来越强，影响越来越大，美国也是如此。

《灵枢·经脉》指出"经脉者，所以能决死生，处百病，调虚实"，我行医几十年，深深体会到，用针灸治病，治愈率较高，而且快捷。

针灸治病要以中医阴阳学说和五行学说为基础，以辩证唯物主义思想为指导，来分析和认识人体疾病的内在原因。皮肤病，既要观察表皮，又要通过"四诊"多方面获取资料，综合分析、认识疾病的病因病机，还要以中医"经络学"和"气血学"为诊治的理论依据。经络学是中医，尤其是针灸学科的基本理论，经络具有由里及表、通达内外、联络肢节的作用，是气血运行的通道。气血是人体生理功能活动的根本，气血周流，充润营养全身。脏腑及四肢百骸、肌肉筋骨，通过经络的联系而成为一个有机的统一整体，气行血濡，生理活动密切配合，机体内外平衡协调，则身体健康。

现代皮外科专家赵炳南先生一再强调："皮肤病的诊治辨证，既要辨外，又要辨内，但绝大多数是由于体内阴阳、气血的偏盛或偏衰，脏腑功能失调而致。"正如《内经》明确指出的"邪之所凑，其气必虚""正气存内，邪不可干"。

我在临床注重辨证分析，内外共治，以银屑病为例：发生病变后，皮癣泛发全身，有的病人病程长达十几年，正气已衰，其内为气血失和、卫气不固，兼感风邪，风邪侵入皮肤，腠理开泄，继而入络，络满入经脉。故施针法、灸法、刺血疗法、拔火罐等传统技法，通过经络行气血、调阴阳。经多年实践，研究、验证这一传统治疗方法疗效快捷，另外，方法变通得当是一方面，更重要的是取经（脉）、取穴位要对症，经内所包括的穴位与其他经的经气交汇与贯通，都是加强疗效的技法。余临床中善用足太阳膀胱经，其经脉从双睛明穴起，分从两路下行于背，在背部交接督脉，督脉为六阳之会，故为阳脉之海，与膀胱经阳脉交会，为阳中之阳，这一交会最能"起沉疴、除痼疾"。

针灸这门中医治疗技术发展到今天，已经不是浅显简单的治病手段，而是已经达到较高水平的科学程度。比如，我接治的银屑病患者较多，面对这种病中外医学界有这样的共识，即，此病属疑难病症，难治疗，易复发，要想根治不是一件容易的事，特别是危重病人。怎样才算治愈呢？我的原则是：治愈后三年内不复发，才算根治。

再比如，我用针灸中医传统治疗技法，成功治愈了不少血栓性脉管炎的患者。其中，一个重症患者，来诊治时已有 18 年的病史，患者双腿下肢溃疡，患者说："从患病开始，一直西医诊治，没有什么效果，西医建议做手术，无奈之下做了两次深静脉改道手术，可是仍然无效，后来他们建议给我截肢，我没有同意。"对当前治疗彻底失望后，她抱着怀疑的态度来到我行医的门诊部进行针灸治疗。我运用中医的针法、灸法、刺血等多种治疗方法，精心诊治，患者一天天地在好转，糜烂的双下肢腐肉脓血渐消，新肉生出，经过三个多疗程的治疗（10 次为一疗程）竟愈合了，最终让患者完全康复。

在治疗过程中，患者的儿子一直跟在我身边学习，这就是活生生的针灸治疗危重疑难病的事实。上述案例不能不说明中医针灸科学功效显著。

中医学，用阴阳学朴素的矛盾统一观点观察人体和疾病现象的属性，这种属性是对立的，又是相互依存的。比如，我在诊断皮肤病时，既要辨表层，又要辨内里，有的是热证，有热就有寒，有上就有下，所以说是对立的，而又是相互依存的。另外，事物的属性不是绝对静止不变的，在一定条件下事物运动变化而互相消长和转化。自然界有春暖、夏热、秋凉、冬寒的变化，这种变化就是"阳消阴长，阴消阳长，阴极反阳"的运动的变化。在临床中要树立用阴阳学说来诊察人体疾病的理念，只有阴平阳秘，才能恢复健康。

总之，我深信，针灸学科必然会为越来越多的人所认识，必将有越来越广阔的前景，必将会得到更大的发展和提高，也必将在世界医学之林中焕发出绚丽夺目之光彩。

赵 方

2023 年 8 月 1 日

## 金 序（第1版）

在中华医学的茫茫医海中，又增添了一枝独秀的用针灸治疗皮肤病一书。这是对中华传统医学的开拓，使民族的医学遗产得到了发扬光大。

你可知道，本书作者竟是一位年近八旬自学成才的赵方老大夫。凭借对中医针灸事业的酷爱，她无论是在部队时的战争环境中，还是转业后在地方工作，几十年如一日用尽所有业余时间，学习了中医经典理论，并在夜大医疗系、中华针灸进修学院进一步得到了深造，她孜孜不倦，常常苦读医学经书到深夜。功夫不负有心人，当今她已是很有造诣的针灸治疗皮肤病的专家。经常应邀出国讲学、应诊，撰写了多篇有关针灸治疗皮肤病的论文。曾多次出席国内、国际传统医学研讨会，并做专题报告。她培养的学生有许多在我国香港、台湾地区和美国、韩国行医，而且均学有所成。她对患者认真负责，体贴入微，她刚直不阿而又平易近人。

本书是作者智慧和技艺的结晶，我相信读者通过这本书一定会深刻认识到中华医术的博大精深，领悟到作者以整体观的辩证思想认知皮肤病的机理，同时也会感受到作者的高尚人品。

金伯华

2009 年 3 月 5 日

# 王 序（第1版）

这是一本针灸治疗皮肤病的专书。中医治疗皮肤病的文献较分散，由于其疗效显著，很受国内外医患的青睐和追寻，因此近年来出版了不少中医治疗皮肤病的书籍。但以针灸为主要手段治疗皮肤病的专著却很少见到。针灸同行都知道，针灸能治疗许多顽固性皮肤病，有些病证的疗效显著，疗程快捷，有些病证更是中药所不能代替的。

针灸治疗皮肤病的治疗理论也不是全部依赖中药理论来论述的，因此针灸治疗皮肤病的论述缺少针对性、系统性，尽管针灸学的理论也是基于中医理论，但她更突出了经络学的认知和运用；针灸疗法包括针刺、灸法、放血、刺络、拔罐、贴敷等许多方法，巧妙结合，才能发挥出独特的治疗效果。

本书恰恰补足了针灸治疗皮肤病这个薄弱环节，这是我阅读此书的突出感受。

作者赵方老医生是一位自学成才的针灸高手，可以说，她用半个世纪的时间，学习、实践，再学习、再实践，不懈努力，在针灸治疗皮肤病方面下了大功夫，获得了很大成果。这样一位可尊敬的老医生，呈现给我们这样一份理论与实践相结合、有特色的针灸治疗皮肤病的经验总结，是非常可贵的！也是对我们针灸同行的一种激励、一种鞭策！使我们更加坚定、更加专心地从事针灸治疗学的理论研究与临床实践。

读了赵老的书，我们越加深信《灵枢·九针十二原》的一段话：

"今夫五脏之有疾也，譬犹刺也，犹污也，犹结也，犹闭也。刺虽久，犹可拔也；污虽久，犹可雪也；结虽久，犹可解也；闭虽久，犹可决也。或言久疾之不可取者，非其说也。夫善用针者，取其疾也，犹拔刺也，犹雪污也，犹解结也，犹决闭也。疾虽久，犹可毕也。言不可治者，未得其术也。”

愿同行从经典中求道，从临床中求术，使针灸学的理论和临床真正得到发扬光大！

**王居易**

2009年2月12日

# 前言（第1版）

中医皮肤病学和其他医学科学一样，渊源已久，公元前14世纪的甲骨文中就有"疥""疮"证候的记载。在中医古籍中，少有关于皮肤病的专门著述，但在外科类著作中则多有关于皮肤病证治的记载，如《疮疡经验全书》《外科正宗》《医宗金鉴》《外科精义》《疡医大全》等，均有很大的参考价值。新中国成立后，许多著名的中医皮肤科专家如赵炳南、朱仁康等先生也出版了有重要影响的著作。我潜心研究，寝馈其中，获益良多。

在长期的临床实践中，我对针灸治疗皮肤病的机理及施治方法有了较为深刻的体会，逐渐形成了个人的学术认识："皮肤病的治疗，要从人体的整体性出发，皮肤病虽发于外，但绝大多数是由体内阴阳气血的偏盛或偏衰，或脏腑功能失调而致。"《素问》中明确指出"邪之所凑，其气必虚""正气存内，邪不可干"，有诸内必形诸外，故必须审证求因、辨证论治，并创造性地运用针灸治病的原理和针灸技法。针灸治病的核心是调气，正如《灵枢·刺节真邪》所言，"用针之类，在于调气"。气为血帅，自古以来中医对"气"非常重视，气行则血行，气滞则血滞，瘀滞则致病。《灵枢·经脉》强调"经脉者，所以能决死生，处百病，调虚实"，运用针灸可疏通经脉，调和气血，平衡阴阳。我在临床施治时以扶正祛邪为纲要，注重外治与内治相结合，标本共治，灵活运用针法、灸法、刺血疗法、火罐疗法等传统手段，同时，根据患者具体情况，针药并用，内服、外用药均因人而宜、变通投方，在30年的临床实践中，摸索总结了一套综合利用传统手段治疗皮肤病的有效方法，为广大危、重、疑难皮肤病患者起沉疴，除痼疾，受到了广大患者的欢迎，同时也得到了医界、学界同仁的认可与赞扬。

　　我在长期的学习和临床实践中，不仅求教于医界前贤的精深著述，更得到过当代医界、学界同仁的大力支持与热心帮助，受益匪浅，值此拙作出版之际，一并表示衷心感谢！在30年临床实践中虽多有积累，但在成册出书之际，面对博大精深之中医针灸经典，深感学识浅薄，虽付百倍努力，实为涂鸦之作，如有不妥之处，恳请批评指正。

**赵　方**

2008年秋于北京

# 目　录

## 下　篇

# 概　　论

　　皮肤病在古代中医书籍中隶属于外科的范畴,所以一般古典医籍中,罕有皮肤病的专著,但早在公元前 14 世纪甲骨文中就有"疥""疕"的记载,《周礼》中记载"四时皆有疠疾,春时有痟首疾,夏时有痒疥疾……",《黄帝内经》中不仅可以看到疮、疡、痤痱等皮肤病的病名记载,而且可以看到"诸痛痒疮,皆属于心""诸逆冲上,皆属于火""汗出见湿,乃生痤痱""劳汗当风,寒薄为皶,郁乃痤"等有关病因病理的阐述。各代医书对皮肤病的记载又有不同的发展,汉·张仲景《伤寒论》《金匮要略》二书中有瘾疹(类似于现代医学之荨麻疹)、浸淫疮(类似于现代医学之泛发性湿疹)、皮痹(类似于现代医学之硬皮病)、狐惑病(类似于现代医学之眼 - 口 - 生殖器综合征)等记述,且主张用黄连粉治疗浸淫疮,仍为今日治疗湿疹所采用。

　　隋·巢元方所著《诸病源候论》对皮肤病的病因病机阐述十分详细,如论述"头面身体诸疮候"时指出:"夫内热外虚,为风湿所乘,则生疮。所以然者,肺主气,候于皮毛,脾主肌肉。气虚则肤腠开,为风湿所乘;内热则脾气温,脾气温则肌肉生热也。湿热相搏,故头面身体皆生疮,其疮初如皰,须臾生汁,热盛者,则变为脓,随瘥随发。"据统计,其中记载了 60 多种皮肤病,如漆疮、摄领疮、疥、丹毒、癣候、肉刺、翻花疮等。到元、明、清各代更为发展,中医外科的专著中皮肤病占的比例越来越大。元·齐德之著《外科精义》首创用溻渍的方法来外治皮肤病,与今日中医皮科常用之湿敷相同。治疗上强调皮外科应有整体观念。明·王肯堂《外科准绳》一书依身体部位编次,对皮肤病有较详细的论述。明·申斗垣《外科启玄》对常见皮肤病均附画论述,病种亦较多,全书列皮肤病近百种。明·陈实功《外科正宗》一书对皮肤病的记载有所发展,对皮肤病的病因、症状、治疗等方面均有较详细的论述，而且有独特的见解。清•祁坤《外科大成》按发病部位对皮肤病进行了分类。清•王洪绪《外科证治全生集》对皮肤科疾病以阴阳立论，治疗上主张"以消为贵"，同时还介绍了"犀黄丸""醒消丸""阳和汤"等著名方剂为世所沿用。清•吴谦等人所编写的《医宗金鉴•外科心法要诀》也记载了近百种皮肤病，均按发病部位排列，对皮肤病的发病原因、症状、治疗均作了较详尽的论述，而且治疗方法简单实用。清•顾世澄《疡医大全》搜集了历代外科有关皮肤病的精华，是一部比较全面的皮外科的专著。顾氏在皮外科学中强调重视整体观念，认为疮疡、皮肤之疾，虽属外证，"必先受于内，然后发于外"，所以在《疡医大全》一书中指出，需明"脉理"，必须诊脉，以别表里虚实，并论五运六气，以明岁气盛衰，还需遵《铜人图》经络穴道，特别是对皮肤病的治疗，强调既用药，又施针灸，既内治又外治，才能取得疗效，至今仍为医者所遵循。

中华人民共和国成立以来，我国的中医学、针灸学有了长足的发展，无论是临床研究，还是药学的研究，方药、针灸机制的研究，都取得了显著成绩，涌现出许多中医皮外科专家。我国当代著名中医皮外科专家赵炳南先生首著《简明中医皮肤病学》一书。其主要内容有"中医基础理论""脏腑学说""精、气、血、津液学说""病因病理""四诊""八纲辨证""脏腑辨证""卫气营血、三焦辨证""治疗法则""中医皮肤病的辨证施治"等，赵老系统地提出要以八纲辨证来辨皮肤病；从卫、气、营、血辨证来辨皮肤病；从脏腑、气血辨证来辨皮肤病；用肉眼观察"从皮肤损害来辨皮肤病"；"从自觉症状来辨皮肤病"，并提出"辨证与辨病相结合"。辨证是中医治病的首要手段，没有正确的辨证，就没有正确的治疗方案。赵老对皮肤病的辨证不仅系统性强，理论性强，临床指导性更强。赵老依据"邪之所凑，其气必虚""正气存内，邪不可干""有诸内必形于外"之理，总结出皮肤病的发病，"内因是发病的根据，外因是发病的条件"。本书还对常见皮肤病临床治疗及常用内、外方药等都做了详细的论述。赵老的《简明中医皮肤病学》不仅总结了中医学的宝贵经验，而且是创造性的、系统性的皮肤病学的理论专著，是中华人民共和国成立以来的第一部精辟而具有学术价值的皮肤病学专著，是后人研究、临床治疗皮肤病不可缺少的重要参考书籍。

　　整体观念和辨证论治是中医诊治疾病的基本特点，为中医学的精华。皮肤病的诊治也要树立"整体观念"，那种只见皮肤的病变，而不了解发生皮肤病的内在病因病理；那种只治标，而不内外共治的治疗方法是绝对治不好疑难皮肤病的。在治疗措施方面，笔者牢牢记住唐代大医家孙思邈"针而不灸，灸而不针，皆非良医也，针灸不药，药不针灸，尤非良医也"之训（《备急千金要方·针灸下》），注重采取针、灸、拔罐、刺络疗法，酌情内服中药，其次，还注意应用抹、洗、泡、熏等外治措施。

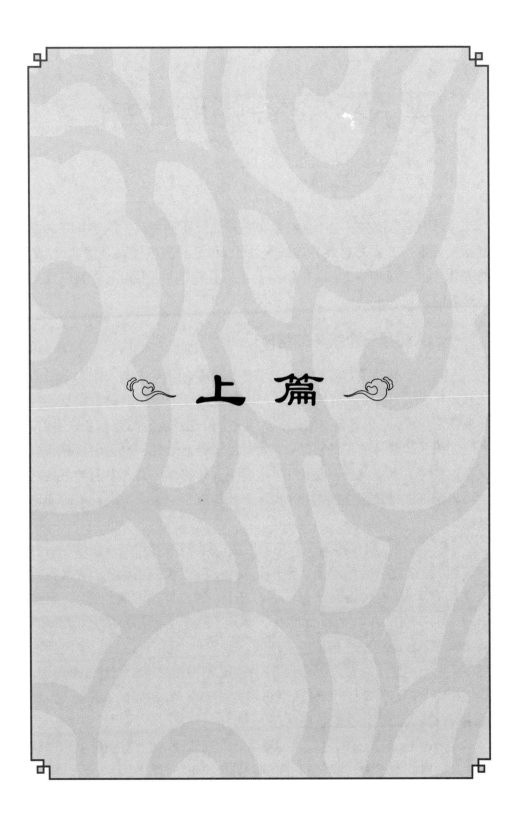

上 篇

# 第一章 中医学整体科学观念

　　整体观念含有统一性、有机性和完整性。所谓中医学的整体观念就是指人体本身及人与自然界的统一性、有机性和完整性。具体地说，是指人体各个组成部分之间，在结构上不可分割、功能上相互协调以及与自然界的相互联系。

## 一、人体是一个统一的整体

　　人是一个有机的、完整的统一整体，这是中医学认识人体生命活动的基本出发点，就组织结构而言，人体是由若干脏器和组织器官及各种体液等所组成，它们各自有着不同的功能，但这些功能都是相互联系的，共同完成人体整体的生命活动。当然，在病理上，当某一局部有病变时，又通过各种联系影响到其他部分，从而使人体整体失调。中医学正是以这种思维方法来认识疾病的，这实际上就构成了中医学辨证论治的理论基础。

　　中医学认为，机体整体统一性的形成，是以五脏为中心，通过经络内联脏腑、外络肢节的作用而实现的。在生理上，以五脏为主，与六腑成为表里关系，从而联系到体表、九窍、五体，通过经络的阴经通脏，阳经连腑，循行于体表，构成机体的统一功能。这里必须指出的是，人体的整体统一是在心的统一指挥下实现的，《素问·灵兰秘典论》说"主明则下安……主不明则十二官危""凡此十二官者，不得相失也"，正是这个道理。

　　此外，中医学气血、津液理论和形神统一学说，阴阳动态平衡观、制约观等都是人的整体性的重要体现。

　　在病理上，脏腑有病可以通过经络反映到体表，体表有病可以通过经络传入内脏。就是脏与脏、腑与腑、脏与腑之间，也通过经络互为影响。

在诊断、治疗上，正由于生理与病理上有这种整体统一性，所以通过体表五官、五体、形色等方面的异常，可以了解内在脏腑的病变，进而作出正确的诊断和治疗。如：暴发火眼用清肝的方法；口舌生疮用清心泻小肠的方法；脱发、耳聋用补肾的方法；感冒咳嗽用宣肺的方法；小儿厌食用健脾的方法；等等。具体到皮肤疾患，如血热型的银屑病，症见舌尖红、舌苔黄腻、大便干、小便黄、纳呆、睡眠不安、急躁、脉数浮等，可以用针灸及放血清热活血通络的方法治疗等就是根据整体观念来确定的治疗方案。

## 二、人与自然界的整体统一

人与自然界的整体统一观，也是中医临床医生在诊断、治疗上的一大优势。人类生活在自然界中，自然界存在着人类赖以生存的必要条件。同时自然界的运动变化又常常直接或间接地影响着人体，机体则相应地产生生理和病理上的反应。所以，《灵枢·邪客》中有"人与天地相应者也"的论述。

### （一）季节气候对人体的影响

春温、夏热、长夏湿、秋燥、冬寒，这是一年四季气候变化的一般规律。生物界相应地也会出现春生、夏长、长夏化、秋收、冬藏的适应性变化。人体亦同样如此，《灵枢·五癃津液别》说："天暑衣厚则腠理开，故汗出；寒留于分肉之间，聚沫则为痛。天寒则腠理闭，气湿不行，水下留于膀胱，则为溺与气。"意思是说，春夏之际，人体阳气发泄，气血趋向于体表，表现为皮肤松弛、疏泄多汗等；秋冬之时，阳气收藏，气血趋向于里，表现为皮肤致密、少汗多尿等。同样，四时的脉象也有相应的变化，春夏阳气向外，脉多浮大，秋冬阳气向里，脉多沉小，正如《素问·脉要精微论》中所论述："春日浮，如鱼之游在波；夏日在肤，泛泛乎万物有余；秋日下肤，蛰虫将去；冬日在骨，蛰虫周密。"

一年四季，春温、夏热，阳气发泄，气血趋向于体表，所以汗多，脉多浮大；秋燥、冬寒，阳气收藏，气血趋向于里，所以尿多，脉多沉小。由于生理上的密切联系，必然导致病理上的特异反应。四时气候不同，发病特点亦有不同，中医称为"时令病"。《素问·金匮真言论》说："故春善病鼽衄，仲夏善病胸胁，长夏善病洞泄寒中，秋善病风疟，冬善病痹厥。"即春季多温病，夏季多泄泻，秋季多疟疾，冬季多伤寒，体现了四时发病不同。此外，某些慢性病证，随着季节气候变化而轻重不同，如痹证、哮喘等到秋冬就会加重，到夏季症状就会减轻。皮肤病一般春季发病率较高，阳虚的皮肤病患者冬季加重，湿疹患者长夏病情加重等。

### （二）昼夜晨昏对人体的影响

昼夜晨昏的变化也是阴阳盛衰的变化，人体同样也必须适应。昼则阳气盛，夜则阴气盛，阳盛之病白天多重，阳衰之病夜间多重正是这个道理。《素问·生气通天论》说："故阳气者，一日而主外，平旦人气生，日中而阳气隆，日西而阳气已虚，气门乃闭。"（这里气指卫气，气门即汗孔，又名玄府）这段经文说明了人体在昼夜阴阳变化中生理活动的适应性变化。

此外，地区方域对人体也有一定影响，地区不同，气候迥异，人体的生理活动及发病特点以及其相应的治疗规律自然也不同。南方气候湿热，人体腠理多稀疏，多见湿病，所以在临床中，南方人得皮肤病的较多，如湿疹、银屑病、疱疹样皮炎等。北方气候燥寒，人体腠理多致密，多见燥病寒疾，东北气候严寒，容易患上呼吸道疾患，如哮喘、肺气肿等。

# 第二章 中医辨证论治思想概要

辨证论治是中医学独特的诊治手段，也是中医学的主要特点。在对具体病患进行辨证论治之前，首先要收集、了解症、征、证和病的属类。

症是指症状，多为病人的自觉症状和现象，如皮肤病中的毛囊炎，可见痒甚、疼痛、口渴、烦躁、失眠等症状。

征是指病人的体征，多为医者能观察到的客观表现，如舌苔，脉象，皮肤病患者表皮的损害、发病部位、渗出液的淡黏、脓疱等。

证是指证候而言，表面看来是对症状的概括，实际上是对疾病发展的某一阶段中，临床表现、病因病机、病性、病位以及疾病发展趋势的总的概括。它包括了病变的部位、病因、性质以及邪正关系，反映疾病发展过程中某一阶段的病理变化的本质，因而能正确地揭示出疾病的本质。

病即疾病，疾病是一种病理过程。在一定致病因素下，机体内外环境之间动态平衡遭到破坏，导致阴阳失调、气血失和，表现出脏腑组织的生理功能或形态结构上的异常变化和机体对环境适应能力的下降，妨碍了机体正常的生理活动，因而出现一系列的症状和体征，进而影响了正常的工作或劳动能力，即称之为疾病。

"病"在中医学中多是以主要症状命名的，如皮肤病中的带状疱疹的症状为发病部位灼热疼痛；荨麻疹以痒、时隐时现的风团为症状等。另外，也有以疾病特点和其他因素命名的，如丹毒、水痘、阴交疽等。

什么是辨证论治呢？辨证就是根据四诊所得的资料、症状和体征，来辨清疾病的原因、性质和部位。论治就是根据病变的原因、性质和部位，确定治疗方案，也就是根据辨证的结果，确定相应的治疗方法。辨证是决定治疗的前提和依据，论治是解决疾病的手段和方法，通过论治可以检验辨证的正确与否，所以辨证和论治是临床工作不可分割的两个方面，也是理论指导实践、实践证实理论的具体运用。

中医在辨证论治过程中，以症状和体征等临床资料为依据，从病人的整体出发，以联系、运动的观念全面分析疾病过程中所表现出来的各种临床现象，以症辨证，以症辨病，病证结合，从而确定对疾病本质的认识。

中医认识皮肤病，既要辨证又要辨病，由辨病再进一步辨证。虽然既辨病又辨证，但又重于辨证。以荨麻疹一病为例，辨证分型，有风热型、风寒型，在治疗上这两种证型的用药根本不同，在针灸处方上也有不同，只有辨证准确，治愈率才会高，不但治疗时间短而且不易复发。又如：银屑病为顽固性的皮肤病，通过辨证，可分五种证型，即血热型、血燥型、血瘀型、脓疱型、红皮症型。在针灸、方药治疗上都具有根本不同的治疗方案，笔者在临床中体会最深的就是坚持中医的辨证论治，因人制宜，绝不可拘泥刻板地生搬硬套，并将针灸的"理、法、方、技"严格贯穿于整个治疗过程，如此，才能体现出针灸治疗皮肤病的优势。

# 第三章 中医皮肤病的辨证

辨证是中医认识和诊断疾病的重要手段，辨证的过程即是诊断的过程，也就是强调把人体看为一个统一体，运用中医理论，将四诊所收集的病史、症状、体征等资料，进行综合分析，判断疾病的病因，病变的部位、性质，正邪盛衰及体质强弱等情况。皮肤病的辨证，除和内科辨证相同外，还有其独特的一点，就是可用肉眼观察皮肤的表面变化，即皮肤损害的性质、部位、颜色，再配合触诊，可以了解皮肤的软坚程度、温度等。经过详细的观察及触诊，可更加充实辨证的资料，从而使辨证更有准确性。有了正确的辨证，才能制定出正确的治疗方案。皮肤病的辨证除与内科相同外，还有其特殊的一面，分述如下：

## 一、八纲辨证

中医学的八纲就是表、里、寒、热、虚、实、阴、阳。这八纲是辨证施治的理论基础，任何一个病证，都可以用八纲来加以归纳、分析。八纲中，共分成四个对立面，这四对之间又是相互联系、互相转化的。其中表里、寒热、虚实又可以用阴阳两纲来概括，表、热、实为阳，里、寒、虚为阴。

在皮肤病的辨证过程中，一般急性、泛发性、痒疮剧烈、变化快的皮肤病，多同时伴有口干、口渴，大便秘结、小便黄，烦躁、发热，面红，脉多浮、洪、滑、数、有力，舌质多红或舌尖红，舌苔多黄白腻等，此多属阳证、表证、热证、实证。相反，一般慢性、湿润性、肥厚性，自觉症状轻微或不明显的皮肤病多同时伴有口黏，口淡，不欲食，大便不干或溏泻，腹胀满，脉多沉缓、沉细或迟，舌质多淡，舌体肥胖或有齿痕，舌苔白滑或白腻，此多属阴证、里证、虚证、寒证。

## 二、卫、气、营、血辨证

卫、气、营、血辨证，多用于温热病，卫、气、营、血，一方面代表着疾病变化进展的深浅程度，另一方面代表着卫、气、营、血四者病理损害的程度。在皮肤病的辨证中，卫、气、营、血的辨证尤为重要，为此将卫、气、营、血四个病理阶段分述如下：

### （一）卫分病

卫分病是中医内科外感温热病的最初阶段，其症状为发热、微恶寒、头痛、口微渴、脉浮数、舌苔薄白或薄黄等。卫分病在皮肤病中的表现，常见于病毒性或恶性大疱性多形红斑皮肤病，这类皮肤病，在发病的前期均有头痛、发热、恶寒、咽痛、关节疼等不适症状。

### （二）气分病

卫分病未解，向里传变进入气分，临床常见卫分病并不明显，热邪很快就传入气分，表现为发热不恶寒、反恶热，汗出气粗、口渴引饮，小便黄、大便不通，或下利肛灼，舌质红，舌苔黄燥或灰黑有刺，脉象弦滑有力或沉数实有力。气分病在皮肤病中的表现，常见一些急性发作期皮肤潮红、肿胀、灼热，有时有渗出，或起水疱，患者常伴有体温升高，周身不适。临床上见于急性湿疹、过敏性皮炎、药疹、大疱性皮肤病等。

### （三）营分病

由于气分病邪热不解，阴液消耗，病邪传入营分，临床主要表现持续高热，夜间加重，心烦不眠，严重者可出现神昏、谵语。自觉口干反不甚渴，舌质红绛，脉细数。在皮肤病辨证中常见于皮肤潮红水肿、身体某部位起大疱或脓疱，大疱性皮肤病，如脓疱性银屑病、天疱疮、疱疹样皮炎，又如结缔组织病中的系统性红斑狼疮、盘状红斑狼疮等。这些皮肤病均为毒热入于营分的症状。

### （四）血分病

营分病未解，或治疗不及时，或治疗不当，误服伤耗阴血的药物，使营分病邪深入血分，临床主要表现除留有营分病所致的症状外，常合并出血现象，如吐血、便血、衄血。脉数、舌质深绛。有些皮肤病进入血分病是临床中常见的，如皮肤出血斑、血疱，银屑病红皮症多见血疱、皮下渗血、便血，过敏性紫癜严重者可见吐血。

总之，卫、气、营、血辨证在皮肤病临床中是十分重要的，特别是患者具有全身症状严重的皮肤病，通过卫、气、营、血的辨证分析则易诊断。

此外，虽在理论上卫、气、营、血反映各自的病理阶段，但在临床上运用时，卫气和营血之间还是比较容易区别的，主症也有明显不同，但在卫与气之间和营与血之间则往往是很难区别的，所以临床上常按两大类进行治疗，即卫气病、营血病。

## 三、脏腑辨证

脏腑辨证是中医最基本的辨证方法，是各种辨证的基础，以脏腑生理、病理特点为基础，结合八纲，辨别五脏六腑的阴阳、气血、虚实、寒热等变化。皮肤病多属于杂病，与脏腑的关系很密切，脏腑生理功能失常可导致皮肤的病变，所以在临床上常用脏腑辨证的方法来指导皮肤病的治疗。要把脏腑辨证自如地应用于皮肤病的辨证，必须要掌握脏腑的内容及其功能及脏腑之间的关系，脏与脏之间的关系。

## 四、气血辨证

气血辨证是以气血虚实变化、通畅和瘀滞的现象来判断疾病的性质。中医学认为气是一切生命活动的动力，人体各种功能活动，无不是气作用的结果。血是本源于先天之精，再源于后天水谷精微，经过气的作用精化而成，以维持人体各器官的生理功能。气血之间有密切的联系，是人体维持正常生理功能不断发育成长的必要条件。气血的变化和盛衰与皮肤病有密切关系，所以气血辨证的方法亦常使用。例如：急性泛发性的皮肤病，多见心肝火盛、肝胆湿热或血热之证等；慢性顽固性皮肤病，多见脾虚湿滞、肝肾阴虚、血虚生风或血燥之证等；结节性皮肤病多见气滞血瘀之证，亦有寒湿困脾，肺气不宣，而致痰湿凝滞者；色素性皮肤病，多见肾虚之证，亦有肝郁气滞，气血不调和者；神经性皮肤病，多见心脾两虚，或心肾不交，或血虚生风之证。痤疮、酒渣鼻等发生于颜面的红斑类疾病，多与肺胃蕴热或血热有关。发生于下肢的疾患多与脾湿不运、湿热下注，或脾肺湿热有关。出血性皮肤病多由血热迫血妄行，或见脾虚脾不统血所致。

## 五、望诊辨皮肤损害

### （一）辨脓

《医宗金鉴》记载："气实者多稠黄脓，气虚者多稀白脓，半虚半实者多稠白脓。又有脓出如粉浆，如污水者，谓之败浆，不治之证也，命必难生。惟汗后脓秽者可愈……"可见脓质稠厚而色鲜并略带腥味为气血充实；若脓质如水，其色不鲜，其味不臭，为气血虚衰。若脓稀如粉浆污水，夹有败絮状物，腥秽恶臭，为气血衰败、伤筋蚀骨之兆，为难治之证。脓由稀转稠为正气渐复，由稠转稀为气血衰败。

### （二）辨溃疡

急性溃疡红肿疼痛为热毒。慢性溃疡，平塌不起，疮面晦暗，属气血虚弱之阴寒证。疮面水肿为湿盛。

### （三）辨糜烂

糜烂又有渗出多属于湿热，糜烂结有脓痂系湿毒，慢性湿润性皮肤病多属脾虚湿盛或寒湿之证。

### （四）辨结痂皮

浆痂为湿热，脓痂为毒热未消，血痂为血热。

### （五）辨结节

红色结节属于血热，紫暗色属于血瘀，皮色不变的结节属于气滞或寒湿凝滞或痰核流注。

### （六）辨水疱

红色小水疱多属湿热，大水疱多属湿毒或毒热。深在性小水疱，多属脾虚蕴湿不化或受寒湿所致。

### （七）辨斑

红斑压之退色，多属气分有热，压之不退色，多属于血分有热，斑色紫暗者属血瘀，白斑属气滞或气血不调。

### （八）辨丘疹

丘疹红色，自觉灼热瘙痒，多属心火过盛，外感风邪。慢性苔藓性丘疹，多属脾虚湿盛。血痂性丘疹，多属血虚阴亏。

### （九）辨风团

游走不定，时隐时现属风邪，红色属热，皮疹高出皮面，并带肿胀，色深红或上有血疱者属于血热，色紫暗者为血瘀，色白者属风寒或体虚受风。

### （十）辨鳞屑

干性鳞屑属于血虚风燥或血燥肌肤失养。油性鳞屑属于湿或湿热。

### （十一）辨痒

发病急，游走性强，变化快，痒无定处，遍身作痒，时发时休为风痒。有水疱、糜烂、渗出，浸淫四窜，缠绵不断，为湿痒。皮肤潮红肿胀，灼热，痒痛相兼，为热痒。皮肤燥痒，泛发全身，脱屑，或肥厚角化，为血虚痒。

### （十二）辨肿

《医宗金鉴·外科心法要诀》记载："人之气血，周流不息，稍有壅滞，即作肿矣。然肿有虚肿、实肿、寒肿、湿肿、风肿、痰肿，有郁结伤肝作肿，有气肿，有跌仆瘀血作肿，有产后与闪挫瘀血作肿。"并论述了诸肿形状。虚肿者，漫肿；实肿者，高肿；火肿者，色红皮光，焮热僵硬；寒肿者，其势木硬，色紫黯青；湿肿者，皮肉重坠，深则按之如烂棉，浅则起光亮水疱；风肿者，皮肤拘皱不红，其形宣浮微热微疼；痰肿者，软如棉，硬如馒，不红不热；郁结伤肿作肿者，不红不热，坚硬如石棱角，状如岩凸；气肿者，以手按之，皮紧而内软，遇喜则消，遇怒则长，无红无热，皮色如常；跌仆瘀血作肿者，暴肿大热，胖肿不红；产后与闪挫瘀血作肿者，瘀血久滞于经络，忽发则木硬不热微红。

### （十三）辨皲裂

皮肤条形裂口，谓"皲裂"，为血虚或风燥，发于冬季为寒盛，发于春秋季为风热。

### （十四）辨苔藓样变

一些慢性鳞屑性皮肤病，由于长期不愈，反复搔抓，摩擦，致皮肤肥厚、皮纹加深、皮脊增高、色素沉着的改变，叫"苔藓样变"，皮损呈湿性为脾虚湿盛，皮损呈干燥为血虚风燥。

### （十五）辨色素沉着

皮肤颜色慢性加深，多为肝肾阴虚。而一些慢性皮肤损害，得愈后留下色素沉着，可逐渐变为正常肤色。

## 六、经络辨证

经络学说是古代医家在长期的临床实践中形成和发展起来的。经络，把人体的五脏六腑、四肢百骸、五官七窍、筋脉、皮肉、毛发等组织器官连接成一个有机的整体，用以说明人体的生理功能、病理变化，对临床诊断和治疗都有着重要意义。

人体经络就是全身气血往来流注的径路，内连五脏六腑，外通关节皮毛，将脏腑肢体联成为统一的机体，故《灵枢•海论》说："夫十二经脉者，内属于腑脏，外络于肢节。"

在生理上，经络循行全身，通达表里，贯穿上下，具有输送气血、发挥营内卫外的重要生理作用。如果由于某种因素使经络营内卫外的功能发生障碍，就不能发挥其应有的防病作用，致使邪由外侵入或病由内生。更由于气血失调，一方面病邪可以通过经络由表达里，或由里达表；另一方面，还可以将脏腑所生的病症沿着经络的通路反映到体表，如《灵枢•经脉》篇所记载十二经和十五络的病候，就是依据经络系统来说明发病现象的。笔者从三方面分析：

①邪气传注的途径：十二经脉与脏腑相接，行于躯干肢节，外邪（六淫）通过皮毛、孙络、络脉进入脏腑。②内邪（七情过度或内生寒、湿和火、风、痰、瘀等）由脏腑、经脉、孙络、皮毛达到体表。这就是说一方面由于气血失调，病邪可以通过经络由表达里，另一方面还可以将脏腑所生的病症沿着经络的通路反映到体表。所以，临床体会到针灸治疗皮肤病必须在经络学说的指导下，应用经络辨证十分重要。③经络还可反映症状，当邪气侵入人体时，人体原有的正气（真气）与邪气相互斗争。由于病的性质、脏腑的功能、气血的盛衰之不同，致使受邪的部位以及发生的症状亦各有所不同。这些症状可以从它们所属经络循行的通路上反映出来。例如：湿疹，主要由饮食不节或过量食厚味、偏寒偏热之品，伤及脾胃，脾失健运，致使湿热内蕴，再复感外邪，内外两邪相搏，充于腠理，浸淫皮肤而发湿疹皮肤病。这就是足太阴脾经所生的病症沿着经络的通路反映到体表，也就是由里达表。

经络在皮肤病诊断上的作用也十分重要，根据以上所述，从经络气血失调所反映出来的症状，可以辨别邪之所伤和病之所在。因此，在临证时必须四诊合参，并用辨别皮肤病的特殊手段来判定病邪的深浅与轻重，以及疾病的在经、在络、在脏、在腑。总之，无论用针治病还是用药治病，都要以经络为依据。

# 第四章 皮肤病的内因病理

## 一、七情

喜、怒、忧、思、悲、恐、惊等情志变化，是人体对外界环境的一种生理反应，正常情况下一般说来是不会致病的，但如果情感过度兴奋或抑制，就会伤及五脏，造成五脏的病证，使五脏失调，而反映到皮肤表面也可能发生皮肤病。正如《医宗金鉴·外科心法要诀》记载粟疮作痒属心火内郁、外感风邪，"粟疮"这个病与现代医学所述之"丘疹性湿疹""急性皮炎"相似，从这里我们可以理解古人所述之"心"和我们现代医学所讲的"心"不同。古医家所说的"心"不但包括现代医学的"心"，还包括大脑皮质在内，如"心主神明"就是这个意思。因此，心火内郁，实质上是与精神情绪变化有关。所以说七情内伤，主要是思想情绪的过激或过度抑郁而引起的。这种因素在皮肤病的病因学上也确实有一定位置，应当给予足够重视。

## 二、饮食不节

饮食没有节制，暴饮、暴食或过食肥甘厚味，或过于偏食，都会伤及脾胃，如《素问·五脏生成》记有："故多食咸，则脉凝泣而变色；多食苦，则皮槁而毛拔；多食辛，则筋急而爪枯；多食酸，则肉胝胎而唇揭；多食甘，则骨痛而发落。此五味之所伤也。"一般说来，过食肥甘厚味容易生热、生湿、生痰，造成致病因素，过饮醇酒可使脾胃运化功能失常，可致湿热内蕴等。这些都会成为皮肤病发作的诱因。

## 三、劳逸过度

根据《三国志》记载，华佗曾说"人体欲得劳动，但不当使极尔。动摇则谷气得消,血脉流通,病不得生"。说明适量运动对人体是有重要作用的,但是不能过度疲劳,同时也不能贪图安逸不劳动。过劳或过逸,都会使气血壅滞,肌肉、脏腑失其正常生理功能,而形成发病的因素,特别在这里还有一个意思是指房劳过度,同样可以造成皮肤病,如"肾气游风"就多生于肾虚之人,其因为肾火内蕴,外受风邪。

# 第五章 皮肤病的外因病理

外因包括六淫邪气、疫疠及金、刀、虫、兽所伤,还有水、火烫伤等。

六淫是指风、寒、暑、湿、燥、火,六淫本是自然界一年四季正常气候的变化,称为六气。春风、夏暑(火)、秋燥、冬寒、长夏湿,由于六气的运动不断变化,而决定了四季的气候不同。人与自然界息息相关,人类在长期和自然作斗争的过程中,逐渐摸索到自然界四时六气的变化规律,并对它具有一定的适应能力。一旦人体由于某种原因而致抵抗力下降,不能适应气候变化,或气候的急剧异常变化超过人体的适应能力,六气就成为致病的条件,侵犯人体而引起疾病的发生。这种情况下的六气就称为六淫或六邪,或称为六淫邪气。

六淫致病,正如《素问·至真要大论》所谓:"夫百病之生也,皆生于风寒暑湿燥火,以之化之变也。"所以说,六淫致病多与季节气候变化有关系。我们可以根据发病的气候特点进行分类,例如:病发于春,伤于风者,归为风类;病发于夏,伤于热者,归为火病类;病发于长夏,伤于湿者,归为湿病类;病发于秋,伤于燥者,归为燥病类;病发于冬,伤于寒者,归为寒病类。一般来说,春多风病、夏季多暑(火)病、秋季多燥(凉)病、冬季多寒病。

六淫致病与居住环境有着十分重要的关系,《素问·五常政大论》篇曰:"地有高下,气有温凉,高者气寒,下者气热,故适寒凉者胀,之温热者疮。"这就是说地理高峻的则气候寒凉,地理低下的则气候温热,所以若至气候寒凉处,易受寒邪而发生胀病,若至气候温热处,易受热邪而发生疮疡。

六淫邪气既可单独作用机体而致病,也可以多种邪气同时侵犯机体而发病。如:风寒合邪导致瘾疹、湿热熏蒸皮肤导致疮疡、风寒湿合而导致痹证等。在发病过程中,六淫邪气不仅常常互相影响,并可在一定条件下相互转化,如风寒不解可以化热化火;暑湿久羁可以化燥伤阴等。

# 一、风

风具有清扬开泄、变动不居的特性,故自然界中凡有此特性的外邪,称为风邪。风虽然为春季的主气,但是常年都有,故风邪引起的疾病,以春季为多,又不仅限于春季,且燥、寒、湿、热诸邪多依附于风而侵入人体,使人生病,如风寒、风湿、风燥、风热之类,所以风邪实为外感疾病之先导。

## (一)风邪的性质和致病特点

**1. 风为阳邪,其性开泄** 风为春季之主气,具有升发向上、向外的特点,故属阳邪,由于风性向上、向外,具有阳性散发作用,所以风邪伤人容易侵犯人体的头面部和肌表,并致皮毛腠理开泄,出现汗出、恶风等症状。

**2. 风性善行数变** 风性善行,是指风病的病位无定处,游走不定,变动无常。如常见的荨麻疹,中医学称为"瘾疹",其症状遍身瘙痒,疹团此起彼伏,上下左右走窜不定,时隐时现,就是风善行数变的一个具体表现。

## (二)常见的风证

风邪侵袭人体,其主要见症是发热、恶风、汗出、脉象浮缓或见咽痒、咳嗽、鼻塞、流涕等。前者是风邪袭表,后者是风邪犯肺,由于肺主皮毛,因此,风邪袭表往往与风邪犯肺的症状同时并见。在皮肤病中,一些瘙痒性、脱屑性皮肤病常与外风有着密切的关系。风邪侵犯皮肤的致病特点有以下五个方面:

1. 发病急,消失快,病程短;表现为风疹,见风就痒,顿时则安。

2. 风性善行走窜,故其症状常表现游走不定;表现在受风邪的怪痒症,痒无定处。

3. 风性轻扬,多侵及体表及头面;如银屑病,头面的癣消退较缓慢,因为头面暴露在外,容易受风邪。

4. 风邪伤及皮肤可以发痒,如丘疹性荨麻疹。

5. 风性疏泄,侵袭人体,肌腠开泄,故可有怕风的症状。表现为风疹、丘疹、苔藓、体癣等见风即痒,如感冒发热汗出即"恶风"。

## 二、寒

寒是冬季的主气,有内寒与外寒的区别。外寒即由外界寒邪侵袭而发生的病变,内寒是机体的功能衰退或因年老阳气不足。虽然,外寒与内寒产生的原因不同,但它们是相互联系、相互影响的。如阳虚内寒的人容易感受外寒;外寒侵入机体,常损伤人的阳气,导致内寒的产生。

### (一)寒邪的性质和致病特点

**1. 寒为阴邪,易伤阳气** 如寒邪束表,卫阳郁遏,则表现出恶寒、发热等。若寒邪内停,脾胃之阳受伤,以致不能发挥温养肢体、腐熟水谷、蒸化水液的作用,便会出现肢冷、身寒,下利清谷,小溲清长,或呕吐清水,痰涎稀薄等症。

**2. 寒性凝滞** 人体气血津液的运行,赖阳气的温煦推动。寒邪侵入人体,经脉气血失于阳气的温煦,则气血凝结阻滞,涩滞不通,不通则痛,故疼痛是寒邪致病的重要特征。

**3. 寒邪收引** 收引,即收缩牵引。"寒则气收",气机闭塞,寒客血脉,使血脉收缩、凝涩,可见肢冷、疼痛、脉紧,甚则溃烂久不收口等症,如阴疽多因寒邪客于血脉,使血管收缩,久之而溃疡。

### (二)常见的外寒证

外感寒邪,寒邪束表,卫阳不得宣发,所以发热、恶寒无汗,"肺合皮毛",寒邪伤于肺,致肺气宣降失调,则鼻塞、咳嗽、喘息随之而发作。若寒邪滞于经脉,经脉拘急收缩,气血凝滞不通,常见头痛、肢节疼痛、皮肤阵阵出现粟粒似硬结等。皮肤病中的冻疮、硬皮病、结节性脉管炎等都与寒邪有关。

# 三、暑

暑是夏季之主气,乃水热之气所化。暑病独见于夏令。

## (一)暑邪的性质和致病特点

**1. 暑为阳邪,其性炎热** 暑是夏令自然界炎热之气,所以属于阳邪。正因为它是炎热之气,故感暑而病者,就可出现高热、口渴、脉洪、汗多等火热症状。

**2. 暑性升散,耗气伤津** 暑邪有升散的性质,所以侵犯人体则使腠理开而汗多,但开泄太过则可伤津,症见口渴喜饮,心烦胸闷,小溲短赤等,津气俱伤,可能出现突然晕厥。

**3. 暑多夹湿** 在长夏季节,气候炎热,雨量较多,气候变得较潮湿,所以在感受暑热的同时,也兼感湿邪,故暑邪夹湿,除见感受暑邪的症状外,还可见四肢困倦、食欲不振、胸闷、呕恶、大便溏、小便少,脉濡、苔腻等湿邪的症状,暑湿郁于皮肤可生疮、疖、湿疹等病。

## (二)常见的暑证

**1. 伤暑** 是夏季暑热的病症,症见身热多汗、心烦、口渴欲饮、乏力、脉虚数等症。

**2. 中暑** 有轻重之分,轻症只有头晕、恶心、纳呆等症。重症常见突然晕倒,不省人事,喘、渴,冷汗不止,手足厥冷,脉大而虚等症。

**3. 暑湿证** 主要见症为身热不扬,午后为甚,胸闷恶心,食欲不振,大便溏,小便黄,脉濡,苔黄腻等。

皮肤疾患也是多见的,如疮疖、疥疮、湿烂、湿疹复发或蚊、虫咬后搔抓后流水反复作痒不愈等。

# 四、湿

湿为长夏的主气,夏秋之交,湿气弥漫,湿热交蒸,是四时中湿气最盛的季节。湿邪伤人致病,《素问·阴阳应象大论》说:"地之湿气,感则害皮肉筋脉。"

## （一）湿邪的性质和致病特点

**1. 湿为阴邪，易阻遏气机，损伤阳气** 湿为水气为患，水属阴，湿邪自然为阴邪，湿邪伤人，常留滞于肌肤、经络、内脏，影响脏腑气机的升降运动，故湿邪易阻遏气机。湿为阴邪，"阴盛则阳病"，故湿邪易损伤人体阳气。脾是运化水湿的主要脏器，主湿又恶湿，伤于湿邪，则主要损伤脾阳。脾为湿困，运化无权，水湿不化，则表现脘腹痞闷胀满、恶心呕吐、大便泻泄等症。此外，若水湿不运，水闭不通，可见小便不利，若水湿泛溢肌肤，可见肢体浮肿。

**2. 湿性重浊** "重"即沉重、重着之意，湿邪致病，阻遏气机，湿气停聚体内，故有沉重的感觉。如头重身困、四肢酸楚沉重、屈伸不利等。所以，《素问·生气通天论》说："因于湿，首如裹，湿热不攘，大筋缩短，小筋弛长。缩短为拘，弛长为痿。"从临床来看，若湿邪外侵肌表，营卫不调，则头重如裹，身体困乏，四肢沉重酸懒。若湿侵经络关节，阻遏阳气，经脉不利，则现肌肤麻木不仁，关节疼痛重着，或痉强屈伸不利。"浊"即秽浊，即伤于湿邪，易出现各种秽浊的排泄物与分泌物。如大肠湿热，可见大便黏滞秽浊；湿热痢疾，可见痢下脓血；皮肤湿疹，可见疮疡流血。湿气下注，可见小便混浊，妇女白带过多；湿浊在上，可见面垢眵多。

**3. 湿性黏滞** "黏"指黏腻，"滞"指停滞，所谓黏滞，即指湿邪致病具有黏腻停滞的特性，在症状方面，湿证多见大便黏滞不爽，小便滞涩不畅，分泌物黏浊与舌苔黏腻等症。在病程方面，湿邪致病多起病缓慢，并易稽留日久，缠绵难愈，病程较长，或反复发作，如湿痒、湿疹、湿温等。

**4. 湿性趋下，易伤阴位** 所谓"趋下"，指一种向下的趋势，湿邪趋下，即指湿邪伤人，易侵袭人体下部。如水湿所致的水肿多以下肢为明显，其他如带下、小便混浊、泄泻等，也是多由于湿邪下注所致。

## （二）常见的湿证

外湿多为气候潮湿，或涉水冒雨，或居住潮湿等外感湿邪，外湿伤人，或从肌肤，或从经络，除各自见其"表湿""湿痹"等的特异症状外，均可见到"脾"的症状，也就是"湿邪伤脾"。湿痹为痹证中以湿邪为主的疾病，其症为肢节酸痛沉重，甚则难以转侧或肿痛有定处，肌肤麻木，或皮肤出现结节、硬结、红斑等。

内湿多由脾失健运，运化水液无力，以致水湿停留所致，所谓"脾虚生湿"。当然，其他有关脏器病变亦可导致水液代谢失调，但最终当影响脾脏，才可产生湿证。临床表现，一般多见小便不利，苔腻脉濡等症，若湿在上焦，可见胸膈满闷，如阻遏清阳，可见头目眩晕；若湿阻中焦，可见脘腹痞满，不欲饮食，恶心、口黏或甜，便溏下痢，四肢沉重；湿注下焦，可见小便淋浊、足肿、妇女带下等症。

总之，外湿，伤及肌肤、伤及经络，两者均可伤脾。内湿，脾虚所致。皮肤病中的湿疹多因内外湿邪所致，笔者在治疗湿疹一证，主要内外共治，内主要是健脾除湿，用中药为妥，外治针灸取足太阴脾经为主，并为通调水道取三焦经、足少阴肾经，肾主温，可温化水湿；再取手太阴肺经，肺主气司呼吸，主肃降，朝百脉，加强机体气化功能，以利水湿代谢。

## 五、燥

燥为秋季主气，秋季天气收敛，一派肃杀之气，此时大气干燥，水分缺乏，故易生燥病。燥病有内燥、外燥之分，外燥多从口鼻而入，易伤肺卫。然伤燥时间不同，又有温燥、凉燥之别。初秋之时，夏季余热未散，燥与温热结合伤人，故多见温燥病证；晚秋初冬季节，近冬之寒气已至，燥与寒邪结合伤人，故多见凉燥病证。

内燥多由于人体津血内亏所致，其症状多种多样，但最终以"干燥"为其共同表现。

### （一）燥邪的性质和致病特点

**1. 燥邪干涩，易伤津液** 燥为秋季收敛肃杀之气所化，其性干涩枯涸，故最易耗伤人体的津液，而见阴津亏虚的病变。如皮肤干涩皲裂，鼻干咽燥，口唇燥裂，毛发干枯不荣，大便干结，小便短少，舌干少津，脉细等。刘完素《素问玄机原病式》注说："诸涩枯涸，干劲皴揭，皆属于燥。"

**2. 燥易伤肺** 肺为清肃之脏，其性娇嫩，喜润而恶燥，又外合皮毛，开窍于鼻，主呼吸而与外界大气相通。所谓"天气通于肺"。外燥伤人多由口鼻而入，故最易伤肺，因属内燥，津液亏少，不能上承于肺，也易使肺燥津伤。燥邪伤肺，失其津润，宣降不利，则出现喘息胸痛，鼻干咽燥，干咳少痰，或痰难咳出，或痰中带血，小便短少等症。

### （二）常见的燥证

外燥有温燥、凉燥之分：凉燥是属燥而偏寒，症见发热恶寒，头痛，无汗，口干咽燥，咳嗽少痰或无痰，舌苔薄白而干等；皮肤干燥、脱皮、裂口等。温燥是属燥而偏热，症见发热，微恶风寒，头痛，少汗，干咳或痰黏，咳而不爽，胸胁疼痛，鼻咽干燥，口渴，心烦，舌质光红等症状；皮肤干燥，皮肤亦可出红斑肿胀。

内燥多由于外感高热，或汗出过多，伤津化燥所致。也可因久病精血虚弱，或汗、下、吐太过，津液大伤，或瘀血内阻，津血不能滋润等而引起。临床上以口渴，皮肤干燥，毛发干枯，大便秘结，舌燥无津，脉细涩等为特征。

总之，外燥以"干燥"为主；内燥以"津血亏"为主。有时也可见内燥、外燥相兼发病。

# 六、火

火、热以及温均为阳盛所致，"温为热之渐，火为热之极"，其性质相同，程度有异，各有特性。温热多属于外邪，所致疾病称为温病或温热病，如风温、风热、暑热、湿热等。火常自内在，只有内火而无外火，但风、寒、暑、湿、燥等外邪，在一定条件下也可化火，称为"五气化火"。一般说来，火有生理之火和病理之火，生理之火也称"少火"，属人体正气之一，谧藏于脏腑之内，具有温煦生化作用，是谓阳气，病理之火也为"壮火"，属亢烈之火，多由阳气亢盛或五志过极所致，即"气有余便是火"。壮火能耗伤人体的正气，故为病邪，临床所见肝火、心火、胃火、胆火以及阴亏所致之虚火等，均属病理之火，故《素问·阴阳应象大论》说"壮火食气……少火生气"。

## （一）火热邪气的性质和致病特点

**1. 火热为阳邪，其性上炎** 寒为阴，热为阳，故热为阳邪。火热之邪均为阳盛所致，所谓"阳盛则热"，"热极生火"。火热邪气伤人，多表现为高热、恶热、烦躁不安、口渴汗出、面红目赤、便秘尿黄，舌红苔黄燥、脉洪数等症。此外，火性升腾炎上，故其病症多表现于上部。如心火上炎，可见口舌糜烂或生疮；胃火上炎，可见齿龈肿痛，出血、口臭；肝火上炎，可见目赤肿痛、头痛等。

**2. 火易伤津耗气** 火热之邪，一则迫津外泄，二则消灼津液，故最易使人阴津耗伤。所以火热邪气为病，除热象明显外，往往伴有口渴喜饮、咽干舌燥、小便短赤、大便秘结等津液伤耗之症，即"阳盛则阴病"之意。此外，阳热亢盛的实火，即壮火，能损伤人体正气，而使机体功能减退。

**3. 火易导致风动血热** 所谓风动，指火热之邪易伤津耗血，燔灼肝阴，使筋失所养，而致肝风内动。临床表现为高热、神昏谵语、戴眼反折、四肢抽搐、颈项强直、角弓反张、吐血、尿血等内科症状。故《素问•至真要大论》说"诸热瞀瘛，皆属于火"，又曰"诸躁狂越，皆属于火"。在皮肤病方面，常见皮下出血发红斑、紫斑等。因为火邪结于局部，可阻滞气血运行，腐肉败血，而成痈肿疮疡。

## （二）常见火热证

火热之证，临证多以实火虚火别之，属于内火的范畴。当然，从"火""热"二者之广义来讲，外感风热邪气及五气化火似乎属于"外"的范围，但一经化火，即多已进入了"里"的阶段，而属于内火为里。

实火：多发病急，病程短，机体正气尚盛，或为伤所致脏腑阳气偏盛，或为五气化火。临床主症为面红耳赤、心烦发热恶热、口渴喜冷饮、大便秘结、小便短赤、舌红苔黄，脉数实有力，甚见神昏谵语，狂躁不安，或见疮疡红肿、发斑、发疹，或见衄、吐、便、尿血等症。

虚火：多发病缓，病程长，正气已虚，多因机体正气虚衰，尤其是阴虚所致。临床常见阴虚热证，主要症状为五心烦热、心烦失眠、盗汗、尿短赤、口燥咽干、舌红少苔或光红无苔、脉细数等。

## 附：疫疠

疫疠是一种传染性很强的急性传染病的致病原因，它是外来致病因素之一，但不同于六淫，疫疠伤人极为毒烈，疫疠的传染途径是通过上呼吸道侵入体内，明代《温疫论》中也明确提出疫疠的传染途径是"自口鼻而入"。早在《内经》中就有："五疫之至，皆相染易，无问大小，病状相似。"说明古代医家早已认识到疫疠致病具有强烈的传染性及其致病的特点在临床表现大体相同，即不论老少，病状相似。疫疠侵犯人体还可以出现皮肤过敏或潮红发斑、发疹，或皮下出血等症状。

# 第六章 针 灸 学

　　针灸学是中医学重要的组成部分。我们的中医学是传统的自然医学科学，历史悠久，源远流长，是我国历代医者探索发明的一门科学，是几千年实践的结晶，举世无双。中华人民共和国成立后，在党的领导下，中医这门"救死扶伤"的医学科学获得了很大的发展，国家建立了很多中医院校，培养了大批的高端医学人才，在国际上也产生了巨大的影响，许多外国人到中国来学习中医、针灸。在临床中有许多外国学生跟我学习进修，拜师学艺。本人曾在国外行医数年，因独特的治疗方法和良好的治疗效果，而得到外国人的交口称赞。之所以中外患者对针灸治疗赞不绝口，就是因为我国的针灸学有着几千年的经验积淀，有着确切的疗效。

　　针灸学的理论基础是经络学说，经络学是我国人民在长期的临床实践中发展起来的。经络把人体的五脏六腑、四肢百骸、五官九窍、筋脉、皮肉、毛发等组织器官连接成一个有机的整体，用以说明人体的生理功能、病理变化，对于临床诊断和治疗，都有着重要的指导作用。从《内经》开始就强调经络和阴阳、五行、脏腑、营卫、气血等密切结合，构成了中医的理论体系。如《灵枢·本脏》曰："营复阴阳，筋骨劲强，关节清利矣。卫气和则分肉解利，皮肤调柔，腠理致密矣。"

　　经络学说在临床经验和治疗方面的指导意义极为重要，笔者体会，在临床诊察患者时，一定要把人体看成一个完整统一体，这样才能避免误诊。我们中医治病的优势，是根据"四诊"收集来的资料分辨出经络归属，例如头痛病症，首先要辨证是阳明经头痛，还是少阳经头痛，抑或膀胱经头痛。据此选出本经的穴位治疗，就能取得良好的效果，这就是常说的依据经络在病上的变化，分别辨证施治（对症选经穴）。

## 一、配穴方法

临床常用配穴方法：

### （一）单侧配穴

就是只取患侧穴位或对侧穴位而进行针灸治疗的方法。例如左肩痛，就可取肩髃、肩内陵、肩贞、曲池、外关、少冲（点刺出血）。经验证明，单侧取穴法对病症较轻的患者是有效的，但对病症较重或者病程较长者一般疗效差。

### （二）双侧配穴

就是在左右对称的部位上取穴。本法最为常用，例如，急性喉痛在双手少商穴点刺出血，多收速效，若是慢性炎性喉痛，可在背部肺俞施灸法（40分钟），也有很好的疗效。又如，急性胃痛取双侧梁丘、上巨虚针刺，平补平泻，厉兑点刺出血。

### （三）双单上下配穴

系指上取双侧、下取单侧或上取单侧、下取双侧而言。如上取中脘，下取双侧公孙或足三里。

### （四）前后配穴

位于胸腹内的脏器发生病变时，就在和脏器大致相对应的胸腹、腰背部前后取穴，就叫前后配穴法。例如，咳嗽可取肺经的中府透云门，上臂的侠白，背部肺俞透风门、肾俞、气海俞，便秘加大肠俞，疗效良好。再如胃病，可前取中脘、梁门，背后取脾俞、胃俞、三焦俞，急性胃痛加梁丘（泻法）。

### （五）交叉配穴

就是取左侧上肢穴，配右侧下肢穴；或取右侧上肢穴与左侧下肢穴的交叉配穴法。例如焦虑、失眠症，可取左侧神门穴，右侧劳宫（荥火穴)、内关穴。神门为输土、原穴、子穴,中医理论说心主神明,取心经之穴位,可谓对症取穴。

### (六)局部与远部配穴

就是在病变局部与远端部位共同取穴的治疗方法。例如:一患者右上臂发出一片圆形体癣,笔者在体癣的局部施刺血疗法加拔火罐,后取膀胱经的合穴委中点刺出血;再次治疗,在病灶施毫针围刺下取下肢双侧血海针刺(平补平泻),3 次即愈。

针灸治疗时,不但要掌握配穴规律,还要学会掌握取穴规律。

## 二、取穴方法

### (一)局部取穴

局部取穴,就是在躯体疼痛的局部和邻近部位或患病内脏的体表相应区内选取穴位的方法。所取的穴位既包括经穴、奇穴,也包括以痛为输的阿是穴。例如,一患者哮喘两年,笔者取肺俞透风门,上加隔姜灸 20 分钟,根据病情延续治疗。再如牙龈肿痛,可用火针在肿部,速刺三针,出血后嘱患者用盐水漱口。

### (二)远隔取穴

就是在经络和脏腑发生病变时,按其所属经络,循行路线的远离病灶区取穴的一种方法,肘、膝关节以下的五输穴为佳。如偏头疼取足少阳胆经穴,足临泣针刺,井金穴足窍阴施点刺出血。又如手指麻木不仁或活动无力,可取心经的合水穴少海,井木、母穴少冲,点刺出血。

### (三)经验取穴

就是某些穴位对某些症状有特效,临床医生在实践中总结出来的经验,按照自己的经验去对症治疗的方法。例如风寒感冒发热的病人,取督脉大椎穴,点刺出血加火罐,以泻热,再取肺俞、风门,由肺俞进针透风门,以祛风宣肺。

## （四）辨证取穴

该方法以四诊八纲辨证为指导。首先辨病属何证，然后根据其症状，取穴治疗。例如，高血压患者出现眩晕，视物不清，耳鸣多梦，心中虚烦，焦虑不安，肢体沉重或发麻，舌质红，脉弦细或数，大便秘结等，辨证属阴虚阳亢，治疗宜用滋肾阴、平肝潜阳之法。应取肾俞滋阴，泻大肠俞，心俞透厥阴俞，以泻心火，通经脉，活血化瘀，取肝俞、胆俞点刺出血，加拔罐，以平肝阳上亢，配太溪、太冲、三阴交，头部取风池、太阳、翳风，以平肝潜阳。

## （五）表里取穴法

就是某一阳经有病，可取与其互为表里的阴经穴位，或某一阴经有病，取与其互为表里的阳经穴位，配合本经穴位进行治疗的方法。例如，足阳明胃经发生胃痛，除取本经的穴位外，再取与其互为表里的足太阴脾经的穴位，也可取阴经任脉的中脘穴等；又如手厥阴心包经有病，再取与其互为表里的手少阳三焦经的穴位，其他经则可类推。

## （六）原络取穴法

原是指十二经的原穴而言，为主治本经所属脏腑疾病的常用要穴，络穴是指十五络穴，是风邪传注之所，也是调和经气重要之处，这些都是临床常用的穴位。原络配穴法，也叫主客配穴法，就是先取发病本经的原穴为主，再取本经或与其表里经的络穴为客。例如，大肠经的齿痛、鼻流清涕、喉中肿痛、肩和臂部作痛、大指食指不能活动等症，则先取本经的原穴合谷为主，再取肺经的络穴列缺为客。

## （七）俞募取穴法

俞穴分布在脊柱两侧，旁开 1.5 寸，诸穴与脏腑所在的部位，大体相对，故以脏腑命名，如肺俞、心俞等，募穴皆在胸腹部，亦多与内脏相对，十二脏腑皆各有其自己的俞穴与募穴，如临床常取肺俞、募穴中府，胃俞、募穴京门，厥阴俞、募穴膻中，肝俞、募穴期门等。俞募取穴法是指某一脏腑生病，即取脏腑的背部俞穴和腹部的募穴进行治疗的方法。

## （八）八会穴取穴法

八会穴就是人体的脏、腑、筋、骨、髓、血、脉、气8个方面各自有一个交会的穴位，称为八会穴：脏会章门，腑会中脘，筋会阳陵泉，髓会绝骨，骨会大杼，脉会太渊，气会膻中。

八会穴临床应用效果良好，取八会穴的原则是根据患者的症候群来辨证，是属于脏、腑、筋、骨、髓、血、脉、气等哪一方面的病症。确认之后，则在与其相应的穴位上，进行针灸治疗。笔者在临床治疗骨病时，如腰椎扭伤，上取骨会大杼、下取髓会绝骨为主施强刺激，并在病灶取阿是穴，加灸盒，重灸40分钟，每每能取得较好的疗效。

## （九）八脉交会取穴法

原属于十二经的八个穴位，但每个穴位都与一条奇经交会相通，所以能治疗奇经八脉的病症。八脉交会穴，皆为两穴一组共同使用，如脾经的公孙（通冲脉）与厥阴心包经的内关（通阴维脉）二穴合用，可治心胸、上腹部的疾病，小肠经的后溪（通督脉）与膀胱经的申脉（通阳跷脉）二穴合用，可治目内眦、颈、项、耳、肩胛和上肢的疾病。胆经的足临泣（通带脉）与三焦经的外关（通阳维脉）合用能治目外眦、耳后、颊、颈和肩部的疾病，肺经的列缺（通任脉）与肾经的照海（通阴跷脉）二穴共用，可治咽喉、胸膈的疾病。

## （十）郄穴取穴法

郄穴位于四肢骨肉间的空隙部位，是经脉和络脉在深部连接之处，为经络之气深集的地方。郄穴多用于脏腑经络之气突然不通时所发生的急性病症、痛症等。如急性胃脘痛时，取梁丘穴，止痛效果为佳。十二经与阴跷脉、阳跷脉、阴维脉、阳维脉各有一郄穴，合为十六郄穴：肺郄孔最；大肠郄温溜；胃郄梁丘；脾郄地机；心郄阴郄；小肠郄养老；膀胱郄金门；肾郄水泉；心包郄郄门；三焦郄会宗；胆郄外丘；肝郄中都；阳跷郄跗阳；阴跷郄交信；阳维郄阳交；阴维郄筑宾。

## 三、论足太阳膀胱经

足太阳膀胱经穴位最多，十四正经共有 362 个穴位，其中足太阳膀胱经穴就有 67 个，人体上下左右共计 134 个穴位，约占经穴总数的 20%。而且经路最长，加上分支穴位，可以说经穴覆盖了背部躯干，背部的五脏俞治疗脏腑病能在短时间内获得奇效，笔者在临床中深有体会。

足太阳膀胱经起于睛明，上行至前额部，经攒竹、眉冲、曲差、五处、承光、通天、络却、玉枕、天柱，下行督脉旁开 1.5 寸。中布躯干，下走腿足，是十四正经中循行路线最长、循行部位最广泛，内联脏腑组织最多，涉及病症最广泛的一条经脉。

足太阳膀胱经与众多经络有密切联系，具有接纳与转输各经之经气，调整各经经气盈亏的作用。

首先，足太阳膀胱经与督脉较近，在循经过程中其脉气相互交通。

经在颠顶与手足少阳经、足厥阴肝经相会，其分支"从腰中下挟脊贯臀"与足少阳胆经会于环跳穴，再有本经在首穴睛明穴与手太阳小肠经、足阳明胃经及阴、阳跷脉交会，可司眼睑开合，治面瘫等疾患。

本经与肾经相表里，通过经别和络脉可调节肾脏功能，而本经的经别循行直接与心相连，对心火亢盛或心气不足而引起的心痛、心悸等症均可调理。

笔者临床治疗皮肤病取位的特点常为"一仰卧位，二俯卧位"，仰卧位，为显阴脉之海，俯卧位，为显阳脉之海。例如调理肺气，所有皮肤病在病理上均与肺气相关，因为肺合皮毛，在取俞募配穴时，背部取肺俞，仰卧取肺经募穴中府。

本经循行"从巅入络脑，还出别下项"，可以说，本经是十四经的核心经脉。

本经的主治特点："主筋所生病"。本经经筋最长，分布最广，《类经·疾病类·十二经病》中，张介宾注："周身筋脉，惟足太阳为多、为巨，其下者结于踵，结于腨，结于腘，结于臀，其上者挟腰脊，络肩项，上头为目上纲，下结于颃。故凡为瘛为弛为反张戴眼之类，皆足太阳之水亏而主筋所生病。"

《灵枢·经脉》称"是动则病"中载有膀胱经穴的主治18种病。其中包括9种筋骨关节疼痛，或功能障碍："项如拔""脊痛""腰似折""髀不可以曲""腘如结""踹如裂""踝厥""项、背、腰、尻、腘、踹、脚皆痛""小指不用"。

头脑疾患："冲头痛""头囟项痛""狂癫疾"3种。

目疾："目黄""泪出""目似脱"3种。

还有"鼽衄""疟""痔"3种。

本经的五脏俞，主治五脏病，背俞穴排列督脉两侧1.5寸，由大杼穴为第一俞，二俞风门、三肺俞、四厥阴俞、五心俞、六督俞、七膈俞、九肝俞、十胆俞、十一脾俞、十二胃俞、十三三焦俞、十四肾俞、十五气海俞、十六大肠俞、十七关元俞、十八小肠俞、十九膀胱俞、二十中膂俞、二十一白环俞。

第一骶后孔为上髎，第二骶后孔为次髎，第三骶后孔为中髎，第四骶后孔为下髎。

本经分支起点穴为附分穴，位于督脉旁开3寸，胸椎二，与风门穴平。魄户为第三胸椎，向下是膏肓、神堂、譩譆、膈关、魂门、阳纲、意舍，可治腹满虚胀、大便泄泻、饮食不下、呕吐、消渴、身热、黄疸等，有疏泄湿热、促运脾阳的作用。胃仓穴位于第十二胸椎与第一腰椎之间外3寸，有理气和胃的作用。肓门穴主治心下痛、胃病、便秘、妇人乳疾。志室穴可治背痛、腰脊强痛、两胁急痛、饮食不消、腹泻霍乱、阴肿痛、遗精、小便淋沥、肾绞痛、阳痿，配肾俞、关元、三阴交治疗阳痿遗精、男性不育症，还可治疗龟头炎，并可滋阴补肾，清利下焦湿热。秩边穴主治腰腿痛、下肢瘫痪、生殖器疾病。承扶穴主治背痛、坐骨神经痛、下肢腰脚痛、大小便失常、久痔不愈、会阴痛、臀痛及小儿麻痹后遗症。浮郄穴位于委中上1寸，主治小腿三头肌痉挛、股内侧骨痛、胫外筋急。

本经与督脉关系密切，督脉为"阳脉之海"，可统督阳气，疏通阳经气血，调理阳气的偏盛与偏衰，若督脉阳气过盛则人体出现各种疾病。

本经循行入络脑，与脑有着密切联系，《灵枢·经脉》载有："膀胱足太阳之脉，起于目内眦，上额交巅……其直者，从巅入络脑，还出别下项，循肩髆内，挟脊抵腰中，入循膂，络肾属膀胱。"

本经为诸阳之属，诸阳主气，阳气者，精则养神。《素问•生气通天论》王冰注"然阳气者，内化精微，养于神气"，故本经经穴可温阳气调节元神，又，脑为元神之府，为"髓之海"，主司人的精神意识思维活动。若髓海足，则精神意识清晰、旺盛，反之，本经循行不畅或髓海不足，会出现神志不清、头晕耳鸣等症。

总之，临床体会，足太阳膀胱经治病广泛，外科、皮肤科只要从本经论治，常常会收到奇效。为什么本经论治能取得奇效呢？本经紧靠督脉，督脉总督一身之阳，为"阳脉之海"，其旁开 1.5 寸两侧各分布有 21 个穴位，共 42 个穴位，其分支距督脉 3 寸两侧各分布 14 个穴位，共计 28 个穴位。正经 42 个穴位与分支 28 个穴位，共 70 个穴位布满人体的背部，给"阳脉之海"增强了调节阳气的作用。本经通过对六条阳经的调节作用，还能调节各经的经气，行气血，营阴阳，濡筋骨，利关节，荣养肌肤。本经还具有接纳与转输各经之经气，调节各经气盈亏的作用。所以说，足太阳膀胱经是十四正经的核心经脉，临床应用本经，可取得实实在在的奇效。

## 四、刺络方法

刺络方法，现代通称为刺血疗法。这是中医学中一种独特的、简便有效的刺络方法。

《素问•血气形志篇》曰："凡治病必先去其血，乃去其所苦。"笔者理解，凡治病必先去其恶血，恶血不除，新血不生，若恶血陷于经络，则随经络循环，流入体内。我在临床中，治疗皮肤病，几乎每次都会用到刺络方法，多有"立已"之效，但刺"络脉"不可刺动脉。如患者喉痛，可以在少商穴上用小三棱针快速点刺出血，或挤压出血 1～3 滴，可使患者疼痛立竿见影地减轻。如地图状银屑病，可选一侧边沿点刺 5～7 针后加拔火罐，留罐 5～10 分钟。因肺朝百脉，许多证候都要选取风门、肺俞，在二穴上各点刺 2 针，后拔火罐，具有清热、解毒、消肿、除风、消斑癣、除脓疱的作用。

总之，刺血疗法可通过泄热解毒、调和气血、活血通经、消肿止痛等途径，来调整人体脏腑功能，使脏腑和谐，阴阳平衡。

## 五、实践证明"灸法"是治病的大法

《灵枢·官能》篇曰:"针所不为,灸之所宜……阴阳皆虚,火自当之……经陷下者,火则当之……经络坚紧,火所治之。"

《素问·通评虚实论》中曰:"络满经虚,灸阴刺阳,经满络虚,刺阴灸阳。"

《医学入门》记载:"虚者灸之,使火气以助元阳也。实者灸之,使实邪随火气而发散也。寒者灸之,使其气之复温也。热者灸之,引郁热之气外发,火就燥之义也。"

《针灸大成》载:"气盛则泻之,虚则补之,针所不为,灸之所宜。阴阳皆虚,火自当之。经陷下者,火则当之。经络坚紧,火所治之,陷下则灸之。"

唐代大医家孙思邈说:"若针而不灸,灸而不针,皆非良医也,针灸不药,药不针灸,尤非良医也。"

本人体会到,"经典"及先贤的教导十分重要,犹如醍醐灌顶。因为人体受到风、寒、燥、湿、暑、火等六淫的侵袭,"寒则气收,热则气盛","血见热则行,见寒则凝",常见皮肤病的病机多为气血凝滞,故用艾灸,可温通经气,引导气血,"气行则血行"。

临床实践中证明,"经典"所教导的灸法确为治病的大法,我在几十年的临床中真切地体会到,对疑难皮肤病,如银屑病、顽固性湿疹、红斑狼疮、脓疱病、血管性皮肤病等100多种皮肤病,只要针灸并用,必能取效。里证、热证、实证皮肤病,灸之能使实邪随火气发散。急性荨麻疹、玫瑰糠疹、脓疱病、病毒性带状疱疹多为"络满经虚",采用灸阴刺阳的方法为宜。血栓闭塞性脉管炎、静脉曲张等多为"经满络虚",可用刺阴灸阳的方法。

总之,如能将灸法及针法并用的机制、方法掌握好,则每每疗效最佳,可为患者解除痛苦,起沉疴除痼疾。甚至有的疑难病在"针不到,药不及",治疗效果不明显时,灸之则可建功。

1999年曾治疗来自澳洲2岁小童的泛发性干性湿疹,此病奇痒,孩子忍受不了,哭闹不停。本人采用神阙穴直接施灸法,右手持粗艾条,一边灸,一边左手按摩,10分钟后孩子就不哭了,因其痛痒减轻,感觉舒服了，持续灸30分钟后，孩子沉沉安睡。治疗10次后，孩子皮肤光滑如初。再一例，我的重外孙子生下来3个月，面部发出奶癣，西医诊断为湿疹，孩子痒得抓耳挠腮，我在小孩子大椎穴施灸3分钟，印堂穴用美容针轻轻刺1次，只出一点点血。治疗后很快就痊愈了。

重症者，可施"重灸"。我治疗一位患者，脉管炎伴发溃疡18年，施针灸、刺血疗法，外擦中药，重灸30～40分钟，不到4个疗程即愈。患者说："西医曾给我静脉改道，面临截肢，没想到治好了，给我一个好晚年。"我认为，这个患者多方求医，屡治无效，若不施重灸疗法加上针法，是不可能治愈的。

临床中常用施灸方法有直接灸、温针灸、隔姜灸、隔附子饼灸等。

凡糖尿病患者，一律不施灸，以防治疗事故。

灸材是艾。艾是一种菊科植物，以湖北蕲县所产最佳，艾叶厚而绒多，功力大，称为"蕲艾"，适作灸治的药料。艾的功能《本草从新》早有记载："艾叶苦辛，生温熟热，纯阳之性，能回垂绝之元阳，通十二经，走三阴理气血，逐寒湿，暖子宫，止诸血，温中开郁，调经安胎……以之灸火，能透诸经而除百病。"由于艾的性质温暖，所以能振奋阳气，又因气味辛烈，故能通行诸经，调理气血，故为施灸的最佳药材，特别是艾绒燃烧时热力温和持久，能直透皮肤至于肌肉深处，所以能取得良效，受到广大患者的青睐。

# 第七章 皮肤病的针灸综合治疗

笔者体会应用针灸方法治疗皮肤病,首先必须要了解皮肤生理解剖学。

皮肤是由表皮、真皮和皮下组织构成,并与其下的组织紧密相联。成人的皮肤面积约 $1.5m^2$。不同部位的皮肤厚薄不一,不包括皮下组织,其厚度为 $0.5\sim4mm$。眼睑、乳部和四肢屈侧等处皮肤较薄,掌跖及四肢伸侧等处皮肤较厚。皮肤表面有许多纤细的皮沟将皮肤划分为细长较平行、略隆起的皮嵴。有些较深的皮沟将皮肤表面划分为三角形或多边形小区,称为皮野。例如:指纹就是由皮沟和皮嵴所组成,受遗传因素决定,其形状人人不同。法律行为常常取指纹是有可靠价值的。皮肤颜色的深浅因人种、年龄、性别、遗传及部位不同而有差异。掌跖、口唇、乳头、龟头、大阴蒂等处无毛发,称为无毛皮肤;其他部位有长或短的毛发,称为有毛皮肤。指(趾)末端伸侧有指(趾)甲。

我们掌握了身体各部的皮肤组织结构,在临证取穴时就可根据人身体不同部位的皮肤薄厚而施治。如在治疗睑黄瘤时,就可选美容针浅刺或用 34 号毫针点刺,使微出血,并配相应腧穴。又如在诊治银屑病时,在初发病理阶段,只见身体某部几个小红点奇痒脱屑,临床检查时首先用三棱针从表皮剥离到真皮,再由真皮剥至基底,这时在基础组织中可见筛状小红点,即可确诊为银屑病。这就给针灸治疗银屑病提供了良机,不管是成年人还是儿童,在初发的病理阶段容易治疗,同时也防止泛发全身。

皮脂分泌使皮肤柔润。汗腺能排泄水分及一些电解质,对调节体温有重要作用。另外,皮肤中有丰富的血管、淋巴管,皮肤中的神经可接受和传导各种物理性的、机械性的和其他一些刺激,使皮肤成为一个灵敏的感觉器官。例如，我们在临床施针刺或灸法时患者会感觉轻微的疼痛，机械造成轻微的创伤皮肤就会感觉疼痛，还有日光性皮炎等，都是因为皮肤中的神经可接收到外部的刺激而感到疼痛或不适。

皮肤的神经可控制皮肤的血管、汗腺和立毛肌的功能。皮肤还参与机体的免疫功能。如果一个肺气虚的病人，他肯定有卫气不固，抵抗外界病邪的能力会很差，也就是经典常讲的"邪之所凑其气必虚"。又例如，高血压患者在冬季就会血压升高，这是因为皮肤神经受到寒邪的刺激使皮下毛细血管收缩引起静脉及动脉循环不畅而使血压增高，因此，往往提醒高血压患者在深秋初冬时节要特别注意身体保暖。

综上所述，皮肤是机体重要器官，皮肤的功能和组织结构不仅与健康状况有密切的联系，而且在精神和情绪的影响下，皮肤常出现病变。

## 一、应用针刺和灸法要辨证

在针刺手法上，补法为重进轻退，泻法为轻进重退，一般虚证平补平泻，实证多用泻法。在此不仅强调补泻手法，而更重要的是补泻应适度，这就需要医者在施术时，一方面体会针下的感觉，一方面要观察患者的形态。"补"不能过也不能不及，如补得太过，反之余邪转盛，如果补之不及，就达不到补法的目的。泻法就是泻去实邪，如果泻得太过反会伤及正气，以致不足。正如《灵枢•痈疽》指出"从虚去实，泻则不足""从实去虚，补则有余"，强调补泻手法恰到好处，切不可大意。笔者治疗皮肤病，如常见急性荨麻疹，表证明显，皮肤色鲜红，瘙痒难眠，昼轻夜重。严重者颜面及眼睑浮肿，其病因多为体质虚弱，气血不足，腠理不密，为风邪外袭，或肠胃积热，复感风邪，以致内不得疏泄，外不得透达，郁于皮肤腠理之间，邪正交争而发病。此病辨证为外虚内实，治法：清热祛风、泻络脉、调和营卫，灵活变通。若其证不虚不实或虚实相兼，则用调和法，进退均匀，轻重适中。在针刺轻重方面，轻刺激则强度要小，重刺激则强度要大，临床应用时应视患者的反应而定。在针刺深浅方面，表证热证，浅刺在皮下，或采用刺络疗法，祛表证热证最佳；寒证或某些脏腑病，因其病属阴，故需深刺穿过肌肉；中等深度为刺入肌肉而止。在针刺时相上，如昏厥、热证，多采用速刺疗法，即速入速出；寒证、剧烈疼痛及痉挛，则针入后久留之；一般慢性病或热病在里，如慢性顽固性皮肤病，其病因绝大多数是由于体内阴阳气血的偏盛或偏衰以及脏腑功能活动的失调所致，则采取缓刺法并留针 30 分钟，或重用灸法。在皮肤病中常见表证热证均可施灸法，如见高热者施刺血疗法为宜，放血加拔罐。总之，针刺或灸法、刺络疗法，皆与证相应。

## 二、取穴配伍要有章法

三阳之病，属实属热。督脉为诸阳之会，可取百会、风府、大椎（大椎点刺加罐）等穴，以泻诸阳之邪。凡发热恶寒，头痛项强，脊背发紧，身痛鼻塞，或流清涕，是属太阳经病，在取督脉之同时，可取足太阳膀胱经的背俞穴，如大杼、风门、肺俞及胆经之风池，特别是风池、风府二穴，治疗外感风寒是比较有效的，若风温、温热为病，亦可取手太阴肺经与手阳明大肠经的腧穴，如少商、商阳、列缺、合谷、曲池等。高热有汗，不恶寒反恶热，眼痛，口燥鼻干，大渴引饮等，此为阳明经证，可取足阳明胃经和手阳明大肠经之腧穴，如足三里、厉兑、合谷、曲池、商阳点刺放血等。若症见口苦咽干、目眩、寒热往来、胸肋苦满等，则为少阳经证，应取手少阳三焦经与足少阳胆经及肝经的腧穴，如中渚、液门、关冲（点刺放血）、外关、阳陵泉、风池、太冲、行间、足窍阴（点刺放血）等。

三阴之病，为虚寒，治疗多取任脉，常用中脘、神阙、关元、气海等穴，若太阴经病，则再取足太阴脾经与足阳明胃经之腧穴，如隐白、公孙、三阴交、阴陵泉、内庭、足三里、天枢等。若肢冷脉微、倦怠欲眠，腰腿无力，证属少阴，可取足少阴肾经腧穴，如涌泉（灸法）、然谷、太溪、复溜等，若胸中不适、吞酸、嘈杂、呕吐、下痢脓血，里急后重，或厥冷、四肢搐搦，则为厥阴病，可取手厥阴、足厥阴之腧穴，如劳宫、内关、间使、太冲、中封、期门等。

## 三、皮肤病常用针灸综合疗法

### （一）毫针刺法

不赘。

## （二）刺络疗法

刺络疗法，现代通称为刺血疗法。这是中医学中一种独特的、简便有效的针刺治疗方法。即用 3 号三棱针或其他针具刺入穴位的"络脉"、不可刺动脉，使血液适量流出或加挤压出血，或者加拔火罐以祛瘀血、恶血，达到治疗疾病之目的。具有清热、解毒、止痛、救急、消肿、除脓、消斑、消癣、镇静等治疗作用，特别是对皮、外科疾患，疗效颇著。对有些顽固性皮肤病如银屑病、急慢性湿疹、风疹、带状疱疹、白癜风、玫瑰糠疹、头癣、手足癣、股癣、体癣、神经性皮炎、疣类、黄褐斑、多形红斑、白斑、丹毒、脚气、毛囊炎、鹅口疮、脂溢性皮炎、红斑型天疱疮、痤疮、酒渣鼻、结节性痒疹、疱疹样脓疱病、疱疹样皮炎、结节性黄色瘤、泛发性扁平苔藓、慢性盘状红斑狼疮、体黄癣、皮肤淀粉样变性等，都有很好的治疗效果。

刺络疗法自《内经》起，历代许多医家都善用此法治病，收效明显，而且适用于内、外、妇、儿、皮肤、耳鼻喉等各科，特别是在治疗皮外科疾病方面取得、积累了丰富的经验，《素问·血气形志篇》将刺血疗法的机制说得清清楚楚，即"凡治病必先去其血，乃去其所苦"。明代著名针灸大师杨继洲在《针灸大成》一书中记载针刺放血的内容十分丰富，认为"病有三因，皆从气血"。

刺络疗法的机制与针灸疗法的机制相同，都是通过经络"行气血、营阴阳"，调节人体生理功能的平衡，可以说诸病都是因为经络不通、脏腑功能失调、气血失和而致。笔者临床体会刺血疗法常常起到立竿见影的效果，1995 年我在美国遇见一个 10 岁儿童因感冒引起高热，其母给其用抗生素 3 天，体温仍在 38℃，我即取大椎穴点刺（顺经点两针），并快速针刺合谷不留针，下午 4 点高热全退，这就是说刺血疗法可开窍泄热、活血消肿。

刺络疗法不仅能"祛瘀生新""祛实泻热"，而且能够补虚扶正。泻络或是浅静脉放血，所放之血并非人体正常之血，而是可致病的瘀血，甚至是恶血。瘀血阻滞经脉，则为肿、为痛，如临床常见疔肿、痈疽，病为热毒，瘀滞血脉致气血失和，疼痛难忍。笔者在疔肿上或痈疽上施三角刺，顶上再刺一针,随即拔罐,恶血拔出,疖肿则消,痈疽痛减。所以说放血疗法治病快捷,使热毒出,瘀血除,新血生,脉管盈,经脉通,血虚气弱之症则消。

**1. 刺络(刺血)拔罐法** 刺络出血,一般采用挤压出血法,但对急、危、重证,痒麻顽疾,特别是一些久病者,采用刺络加拔火罐法疗效显著。

**2. 刺络(刺血)点刺法(刺络脉)** 点刺法是刺络(刺血)的主要方法,常规消毒,用3号三棱针对准穴位上的络脉或浅静脉,迅速刺入3~5mm,立即出针,不按针孔,如在躯干,可加火罐使血畅出,如在面部切不可挤血,可在点刺的周围轻轻平按出少量的血即可。如治疗面部黄褐斑、痤疮、疣类,均不可用挤法,以防留下瘢痕。小儿脾虚厌食患者常常针刺"四缝",用28号毫针,迅速刺入,迅速出针,2~4岁的一次只针刺2~3指,4~7岁可一次针一只手。

**3. 刺络(刺血)丛刺法** 对较小面积的病灶,轻轻多次点刺,使其微微自然出血。一般适应证为手足癣、头部各种癣、手足慢性角化性湿疹等,多用此法。

**4. 刺络(刺血)散刺法** 对面积较大的病灶,用3号三棱针在病灶的外1cm点刺5~8针,再在病灶上点刺3~5针,然后加拔火罐5~8分钟,适应证为地图状银屑病,面积较大的神经性皮炎、湿疹,大面积苔藓、白癜风,等等。做散刺法,特别要注意的是,首先在皮损外边缘(即正常皮肤上)先刺3~5针,然后在皮损面上多刺几针,相隔1cm刺1针,最后拔火罐,拔罐时要将罐口拔在好皮肤一半、皮损一半,如果将罐口都拔在皮损上,罐子吸不住,因为皮损的病变已破坏了表皮、真皮,甚至基底,所以罐拔不住,也就不能取得疗效。

**5. 刺络(刺血)齐刺法** 对小的疖肿、肿胀性的痤疮、颗粒状的银屑病,28号毫针在病灶对准中央点刺一针,再在旁边点刺一针自然出血,不做挤压。

**6. 浅静脉放血法** 浅静脉放血也是刺血疗法的一种,它的适应证也较广泛。例如血栓闭塞性脉管炎、色素性紫癜性苔藓样皮炎、红斑肢痛症、小腿静脉曲张性溃疡、湿疹、荨麻疹、丹毒、带状疱疹、单纯疱疹、寻常疣、扁平疣、水痘,还有真菌性皮肤病如体癣、手足癣、头癣、耳癣、花斑癣、甲癣等。疖、痈、疽也可做静脉放血。一般选上肢曲泽邻近浅静脉及委中邻近浅静脉迅速点刺出血，1～3 滴（约黄豆大）为度，出血后再用消毒干棉球擦干净，按压 1 分钟即可。

**7. 三角刺法**　在病灶上用三棱针刺入 2 分深 3 针，呈三角形，而后拔火罐。起罐，敷相应的外用药，用纱布固定。古代医家陈实功曰："如疮半月后仍不腐溃、不作脓者，毒必内陷，急用铍针，品字样，当原顶寸许点开三孔，随疮之深浅，一寸二寸皆可入之，入针不痛，再深入不妨……"笔者根据陈实功治疮的方法，演变为"三角刺络"法，治疗皮肤病，适应广泛，不仅治疮有效，而且可治疗百余种皮肤病，见效快。如部分化脓性皮肤病、神经性皮炎、银屑病、带状疱疹、毛囊炎、丹毒、脉管炎等等。

**8. 挑刺法**　挑刺法是临床常用的方法，一般适应背部痤疮反应点，还有疱疹之类的皮肤病。

**9. 截刺疗法**　常施治于静脉曲张、疗发红线等。操作方法：寻找暴露明显的曲张，用三棱针点刺出血，间隔 0.5cm，每次只刺 2 针。静脉曲张，并发有"筋瘤"时，施三角刺，刺后加拔火罐，留罐时间为 5 分钟，不可久留，起罐后要用纱布包扎固定。疗发红线，可在红线的顶端先用三棱针刺入 3 分，再向疗疮方向每间隔 0.5cm 刺 1 针，一次红线则消。在刺静脉时要注意深度，不可将静脉刺透。

刺络疗法虽治病广泛，见效快、疗效高，但也不是所有病证都适合刺络疗法，如孕妇、产后妇女不宜行刺络疗法，妇女经期及月经前 3 天不宜行刺络疗法，体质虚弱者、贫血、低血压者禁做刺络，糖尿病患者、血小板减少性紫癜等凝血机制障碍者禁刺，冠心病患者及高龄者要慎施治。

刺络疗法注意事项：①术前要注意做好患者的解释工作，使患者放松，不必紧张，特别是外国患者，术前一定要与患者讲明白，凡属适应证者会收到较好的效果。②要熟悉经络循行流注，精通腧穴位置，操作要熟练，手法适中，要稳、准、快速浅刺出血。特别要注意在浅静脉刺血疗法时深浅要适度，绝不能将静脉穿刺透。③不管是刺络，还是浅静脉刺血，都要避开动脉血管。④操作时一定"守神"。⑤针具、施刺的部位都要严格消毒后方可施术。

## （三）灸法

笔者在临床中常用施灸方法如下：

**1. 直接灸** 将粗艾条插入灸架上，再将灸架放在穴位上或病灶上即可施灸。

**2. 温针灸** 适应留针半小时以上的病症，即在针刺的针柄上插一寸的小型艾卷，在插前先在针上插一厚纸片，以防止落灰烧伤皮肤。然后再将点燃的艾卷插在针柄上，艾卷要距针身1.2寸，适温。

**3. 隔姜灸** 把大块鲜姜切成1cm厚的片，再将姜片上用三棱针扎出密孔，再把艾绒掐紧约小枣大放在姜片上，点燃后再放在施灸的部位或穴位上。灸2～3壮。

**4. 隔附子饼灸** 先将饼扎数孔，再把艾绒掐紧放在附子饼上，点燃后放在施灸的部位或穴位上。每次灸2～3壮。

**5. 走灸** 即医者持粗艾条在背部脊柱旁开1.5寸的腧穴，由肺俞开始走灸至关元俞，适用于各种皮肤病，特别小儿因接受针刺困难，施走艾条灸最好。灸30分钟为宜。

**6. 旋转灸** 右手持粗艾条，在病灶上右10圈左10圈，适用于疔、疖、疽、痈等病证。即在疮面上施旋转灸，使毒热随火气发出。

以上灸法均为20～30分钟。

灸法注意事项：①直接灸的灸架要固定稳妥。②隔姜灸或隔附子饼灸时要注意患者的反应，过热会烧伤皮肤，如在穴位上施灸，患者感觉过热，可将姜片或附子饼顺着经脉移动，直到温度适中方可。③儿童患者在背俞穴施走灸时最好侧卧，因为儿童多动，俯卧位不能坚持半小时，儿童皮肤娇嫩，施走灸的温度不能过热，以防烧伤。④施灸者一定精神集中，"守神"为宜。⑤对糖尿病患者或血小板减少者，不施灸法。

## （四）拔火罐

拔火罐也是传统的治疗方法，历史悠久，治病范围广，操作简单，疗效迅速，颇受广大患者的欢迎，特别是针刺、灸法、拔罐共用，效果更好。拔罐的作用有温经通络、祛湿逐寒、行气活血及消肿止痛、止痒，拔瘀血、拔脓、拔湿毒病邪等。适用于疖肿、疔疮、痈、疽、癣类、湿疹、斑疹、荨麻疹、各类瘙痒病症，具体操作可参见本书中的各种病案。

在皮肤病的治疗中，拔火罐是常用的方法之一，笔者施刺血疗法，刺络脉一般都要拔火罐，如在治疗融合成片的银屑病时，在皮损的边缘处点刺3～5针，然后加拔火罐，拔罐时罐口要大，半个罐口对皮损，半个罐口对好皮肤。如果整个罐口都拔在皮损面上，罐子1分钟就会掉下，其原因为皮损处皮肤、肌肉都丧失弹性，罐子容易脱落。如湿疹皮损在1～3cm，可在其周围用三棱针点刺多针然后加拔火罐，不仅能控制癣、疹的发展而且见效快。刺经脉，主要是刺浅静脉，不可刺动脉，常在上肢曲泽邻近取浅静脉用三棱针速刺，如出血不够黄豆大3滴血量，即可加火罐。委中邻近取浅静脉速刺加拔火罐，如血量不达黄豆大3滴也要加拔火罐，可拔出黑紫血，这是久病有瘀的现象。出血不畅，一是血有瘀滞，二是湿邪较重，湿邪重浊，易阻遏经脉。刺浅静脉放血，而血出不畅可加拔火罐。拔罐出血不仅要观察血量，更重要的是要观察血象变化，一般由黑紫色血变为红色而不稠厚则为正常血，这时应将罐起下。

在治疗皮肤病使用拔火罐时，要注意观察分析拔出的异物，以帮助医者分析认识疾病的状态，无论是黑紫血或血块，或罐子拔上3分钟后罐内冒出泡样，或拔出稀水带粉血色泡沫，脓稠、脓稀，都说明疾病的浅深、轻重，对于进一步治疗有辨证价值。

拔火罐还适用于肩背痛、腰腿痛、胃肠及呼吸道疾病、发热症等，都有较好疗效。

拔火罐操作简单，但要注意拔罐时火力要足，罐口要靠近拔罐的部位，要迅速轻巧，做到稳、准、快，才能将罐拔紧。有自发性各类出血症不宜拔罐；起罐后出现小水疱是正常现象，3天后小水疱自行消失，如出现大水疱（临床在治疗湿重型的湿疹患者时常见拔出大水疱，这是好现象），可用三棱针将大水疱内的湿毒放出，然后用消毒纱布块覆盖，用胶布贴好，预后良好。拔罐时间7～10分钟为宜。

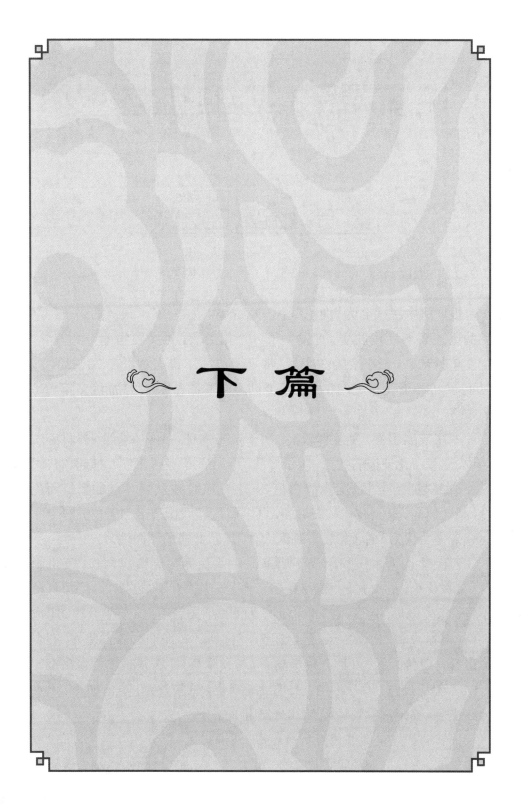

下 篇

# 第八章 常见皮肤病治验

## 第一节 红斑鳞屑性皮肤病

### 一、银屑病

银屑病中医病名为"白疕",民间又俗称"牛皮癣"。银屑病是一种常见的红斑鳞屑性皮肤病,可发生于各个年龄段,男女发病率无大差异。初发年龄悬殊,最小者为 3 个月(常见遗传性),最大者可在 70～80 岁,以 13～45 岁者为多见,10 岁以下少见。据笔者观察,女性痛经多年者易患本病。

本病发展缓慢,复发率较高,属于疑难病证。《医宗金鉴·外科心法要诀》记载:"此证俗名蛇虱,生于皮肤,形如疥疮,色白而痒,搔起白皮。"又如《外科证治全书》记载:"白疕(一名疕风),皮肤燥痒起如疥疮而色白,搔之屑起,渐至肢体枯燥坼裂,血出痛楚。"我国著名中医皮外科专家赵炳南先生认为"疕者如匕首刺入人体"以示此病的顽固性。

西医学认为本病病因尚不明确。中医认为多因情志内伤,气机壅滞,郁久化火,心火亢盛,毒热伏于营血,或因饮食不节,脾胃失和,气机不畅,郁久化热,复受风湿毒邪而发为本病;久病不愈,反复发作,阴血耗伤,气血失和,化燥生风,经脉阻滞,气血凝结,肌肤失养。此外,有少数患者有遗传因素;女性有痛经史者,易发本病(中医辨证多为血瘀型)。有的患者乱投医,治疗不当,正气日渐损伤,肌肤失养,病情加重,可发为红皮症,临床常看到病程有 20～25 年的。

银屑病初发呈淡红色点状斑丘疹,逐渐扩延,部分相互融合,形成境界清楚的斑癣,并脱屑,呈银白色、光泽、干燥,层层脱落,当剥去最后一层时可见基底面附着较紧，有细小出血点，呈筛状出血。临床泛发全身的较多见，初发者多发于四肢伸侧，肘、膝对称发生，重者皮癣大面积融合增厚，皮癣的形状有点滴状、钱币状、花瓣状、地图状，头部斑癣常见沿发际呈带状。病程长者指（趾）甲面失去光泽，呈暗黄色，增厚变脆，可出现纵嵴、横裂或脱失及半脱失。儿童患者因肌肤薄嫩，骶、臀部或大腿外侧容易皲裂出血。经过治疗，可进入静止期或消退期，一般成年人从斑癣的中央渐渐向外消退，呈环状、半环状，儿童、少年消退较快。

本病西医分为寻常型、脓疱型、关节病型、红皮病型。笔者结合多年临床经验，根据中医病机之不同，将其分为 3 型：①血热型；②血燥型；③血瘀型。

银屑病一般皮癣较明显，不难诊断，如初发小红点、巨痒、脱屑，可用三棱针轻轻在小红点上由表皮剥至基底，见筛状出血点即可确诊，必要时可查组织相容性抗原，银屑病患者 HLA-B13、HLA-B17 抗原比正常人明显增高，以协助确诊。

笔者采用针灸综合疗法一般需 1～4 个疗程，儿童、青少年 10 次为 1 个疗程，成年人或老年人病程在 10 年以上者，15 次为 1 个疗程，隔日治疗 1 次。针灸综合疗法治疗银屑病效果良好，笔者体会深刻，绝大多数患者经系统治疗后，皮癣能完全消退，皮肤光滑如初，3 年内不复发。3 年后即便复发，也少有泛发者，这就是针灸治疗本病的特异性和科学性。

### （一）血热型典型病案

#### 【典型病案1】

牛某，男，11 岁，大同矿务局职工之子。1987 年春患银屑病，在当地各大医院中西医治疗无效，两年后泛发全身，1989 年 4 月 20 日经人介绍，来我处就诊。

［临床症状］皮肤淡红，皮肤表面覆盖薄白银屑，皮疹呈钱币状，已泛发全身及面部，自觉灼热、痒著，脱屑较多，烦躁不安，精神疲倦，乏力，纳呆，大便干，小溲黄，睡眠不安，口干不欲饮，舌质红，苔黄腻，舌体胖，脉弦滑，皮肤表层易剥离，基底有点状出血。

［病因病机］先天不足，后天未哺乳母乳，喂养不当，致脾失健运，三

焦气机失常，久则酿变。

[**诊断**] 血热型泛发性银屑病。

[**辨证**] 脾虚湿盛，外感风邪，内有蕴热，郁于血分。

[**治法**] 清热凉血活血，健脾除湿，通经活络，疏风解表，通补阳明，健脾和胃。

[**处方**]

### （1）组：俯卧位

大椎：系督脉穴位，又为督脉与手、足三阳经之会。阳者主卫主表，凡风寒湿邪外束肌表，用26号毫针点刺出血如珠2～3滴，加拔罐，留罐5分钟，可清一身之热以凉血活血，平虚亢之阳，泻血中湿热，调和营卫。

百会：系督脉穴位，又称三阳五会，人身之阳气由此沛布全身。但由于脾虚湿盛，阳气被阻遏，致内积蕴热，施灸法，医者持粗艾条对准百会穴灸5～10分钟。可使郁热外发，温通阳气。正如《医学入门》所说："热者灸之，引郁热之气外发，火就燥之义也。"

风门：系膀胱经穴位。天之邪风袭人，多在于上，而人之背尤易中风，必有窍以招其中，风门最易入风，犹开门以受风，故曰"风门"。风之中人，皮毛先受之，肺主皮毛，故此穴下，紧接肺俞，泻风门，肺俞之热亦泻，风热去则血凉血活，肺络通畅，肺的宣发有力，肺气盛能鼓动血脉流通，血脉流通，营卫得调。

脾俞、胃俞：二穴均为背俞穴，小患者所以患银屑病，其主要病因为脾胃湿盛，"脾胃为气血生化之源，后天之本"，《素问•灵兰秘典论》云："五脏者，皆禀气于胃；胃者，五脏之本也。"脾俞、胃俞均为脾气、胃气转输之处。故取二穴可增强脾的运化、补脾阳、除水湿、益营血，使气血生化有源。胃俞可振奋胃阳、健脾和胃、化湿消滞。施治方法：二穴均用1.5寸30号毫针由胃俞透脾俞平刺。上放灸盒，灸30分钟（双侧）。

命门：位于督脉，主治身灼热，可培补肾阳，肾阳充则可温煦脾阳、振奋胃阳，使脾运化有力。隔姜灸30分钟，可解皮肤虚阳灼热，"以热引热"，并可化湿疏风。

委中：系足太阳膀胱经穴位，为本经之合穴，"所入为合"，用26号毫针在穴位上点刺出血如珠2～3滴即可。

（2）组：仰卧位

百会、印堂、太阳、曲池、合谷、中脘、天枢、神阙（直接灸）、足三里、三阴交。

（3）组：仰卧位

百会、头维、上星、曲池、列缺、中脘、天枢、血海、阴陵泉、三阴交。百虫窝点刺出血少许。

头部穴位用 34 号 1 寸针平刺，印堂、太阳用小皮针点刺出血，见血即可，背俞穴施迎随补泻法，第一个疗程迎经进针，针尖向上泻法。待皮癣消退后改为随经补法，针尖向下。3 组穴轮流取之，每组穴留针 20 分钟，隔日治疗 1 次，双侧取穴。10 次为 1 个疗程。

患儿经过 6 次治疗，纳可，大小便正常，睡眠好，皮疹灼热感减退。2个疗程后躯干、四肢皮癣全部消退，灼热、瘙痒等症均消失，只有头面尚有少许皮癣，呈消退状。第 3 个疗程主要治疗头面部，体针只取健脾除湿之穴，进一步调和阴阳，3 个疗程得愈。其间配合服用健脾除湿之剂（党参 10g、炒白术 10g、苍术 10g、薏苡仁 15g、生扁豆 9g、山药 10g、芡实 9g、枳壳 9g、茯苓 15g、甘草 6g、山楂 10g）。从治愈距今已 14 年多（追访时），未见复发。

患者病照与康复照见书末图 1。

【典型病案 2】

王某，女，30 岁。2003 年 2 月 16 日来门诊求治。

自诉 2000 年 10 月初扁桃体发炎、高热 2 天后全身起了很多小红点、瘙痒，几天后小红点蔓延扩大成片，去协和医院诊断为银屑病，经药物外敷、内服治疗，未见好转，更见加重，癣发更多，迭请中医诊治数月，未见效果。现皮癣满身，瘙痒，心烦，失眠，不欲饮食，大便干燥，五六天一次，腰痛，腿无力。月经一直不正常，痛经，每月错后五六天，色黑有血块，经期 1 周左右。

［临床症状］皮癣泛发全身，头部呈带状，沿发际、躯干、四肢呈花朵状，色红，皮损占全身皮肤 80% 左右，脱屑，表层易剥离，基底有点滴状出血，瘙痒较著，口干舌燥，不渴，咽喉肿痛，心烦，失眠，大便秘结，小溲黄，纳呆，脉弦细，舌质红、舌尖红、边有齿印，苔黄腻，月经不调。

［**病因病机**］三焦气机失调，五脏不和，致中气不足，阴亏血损，又卫气不固，腠理失密，发为本病。

［**诊断**］血热型泛发性银屑病进行期。

［**辨证**］肺肾两虚，脾失健运，外感毒邪，内有蕴热，郁于血分。

［**治法**］清热，凉血活血，益气强肾，健脾和胃，通经活络，兼调理胞宫。

［**处方**］皮癣泛发全身，累伤多经，故取任督二脉、手足阳经、足太阴脾经及五脏俞穴等。

**（1）组：俯卧位**

大椎点刺放血加拔火罐10分钟。

肺俞透风门针尖向上泻法。

膈俞，针尖向脊柱刺入8分。

胆俞透肝俞；胃俞透脾俞；肾俞直刺加温针灸；气海俞直刺8分。

委中邻近浅静脉点刺出血黄豆大3滴为度。

**（2）组：仰卧位**

百会平刺平补平泻。

头维、上星平刺。

本神、头维点刺放血，自然出血，不按压针孔。

印堂、太阳点刺放血。

耳尖放血。

曲池、偏历、外关透内关、合谷、中脘、天枢、血海、足三里、三阴交、内庭、公孙、行间、侠溪，毫针刺。

神阙隔姜灸。

**（3）组：仰卧位**

百会、印堂、太阳、曲泽点刺放血。

膻中、中脘加温针灸。

天枢、气海、风市、血海、阴陵泉、上巨虚、三阴交、太溪、太冲，毫针刺。

百虫窝点刺放血加拔火罐留5分钟。

神阙隔姜灸。

**（4）组：俯卧位**

大椎用灸架放粗艾条直接灸。

肺俞透风门、心俞透厥阴俞、膈俞、胃俞透脾俞、肾俞、大肠俞，毫针刺。

命门隔附子饼灸。

委阳针刺 5 分，施捻转泻法。

**（5）组：坐位**

眉冲、曲差、头临泣、本神、头维、悬颅、头窍阴 7 穴均点刺出血，见血即可。

率谷透角孙平刺。

风池直刺，针尖向对侧眼区刺去。

风府针尖向下刺。

列缺向上斜刺 1 寸，平补平泻。

阳池针 3 分。

注：隔姜灸、隔附子饼灸前均要在姜片、附子饼上扎密密的孔，以便透热传导，姜片切 1cm 厚，姜片要大。

以上 5 组穴，轮流取之，每次只取 1 组穴，1 周内只治疗 3 次，隔日治疗 1 次，10 次为 1 个疗程。

［小结］五组穴可通调多经脉，由表及里，通经活络，清热凉血，活血化瘀，调和营卫，宣阳和阴，《灵枢·本脏》曰"卫气和则分肉解利，皮肤调柔，腠理致密矣"。腠理致密而卫气外固，故取刺血疗法可泻热化瘀，针、灸大椎穴又可温补诸阳、通经活络、振奋脾阳、培补肾阳。

内有燥热致大肠津液亏损、胃阴不足，故秘结难下、数日一行。取中脘，胃之募穴、八会穴中的腑会，亦系手太阳小肠经、手少阳三焦经、足阳明胃经和任脉之会，调理六腑气机。配大肠之募天枢，天枢不仅可通调肠胃，而且因为此穴平带脉，虽不相交，但有关联，带脉内系胞宫，任、冲、督三脉同起而异行，一源三歧，皆络带脉，月经提前后错、有血块，皆与督、任、冲、带四条经失调有关，故刺本穴可调四经以行气活血、化瘀。再者，天枢系足阳明胃经腧穴，阳明为多气多血之经，气血足则胞宫充盈，月事乃常。上巨虚、大肠俞、支沟可通便泄大肠燥热，促大肠津液的滋生。脾俞、胃俞，健脾和胃，脾运化有力，则气血生化有源。

大肠燥结，会影响肺气肃降，肺与大肠相表里，肺合皮毛，肺宣发无力，不能濡养肌肤，为患皮肤病的重要因素之一。取肺俞透风门，配表里经脉手阳明之曲池、合谷、偏历，可清泻肺、大肠虚热。曲池为大肠经的合穴，所入为合，经气会聚之处，有疏风解表、调和气血的作用，配风市、血海、百虫窝可治瘙痒，并配合谷、偏历为大肠经之络穴，别走手太阴肺经，可促进肺气的宣发肃降，清咽利喉。

脾胃为后天之本，人受水谷之气以生，久病者，内积燥热，津液俱伤，大便不通，必致胃纳呆滞，脾胃失调，运化功能紊乱，所以在五组穴中都在注意调和脾胃，如脾俞、胃俞、中脘、神阙、足三里、三阴交、内庭等。

肾为先天之本，生命之根，在治疗泛发性、病程长的银屑病时，经验证明必须调理五脏六腑，对人体的认识要有整体观念，故在施治中也要整体治疗，取肾俞、关元俞、气海俞。

关元、命门、太溪不仅能强肾健腰，并可强肾益肺。肾主藏精及命门火，只宜固密，不宜耗泄，皮肤病久病患者多见肾阳虚，四肢不温，畏风恶寒，王某这些症状明显，再加久病虚损，气血双亏，月经周期后错、血量少而有瘀血块，色黑，来潮腰疼，又为肝肾阴亏之证。肝藏血，肾藏精，精血互生，肝肾相互滋养，故应补益肝肾，取肝俞、肾俞、膈俞、血海等穴，针灸处方既能祛邪又可扶正。同时投方剂内托扶正为主，方药：北沙参 15g、天麦冬（各）12g、当归 10g、生熟地（各）15g、陈皮丝 10g、五味子 10g、肉苁蓉 10g、制首乌 15g、续断 15g、女贞子 15g、旱莲草 15g、云苓 15g、白术 10g、怀山药 10g、黄精 10g、大枣 5 枚。

辨证施治综合治疗顽癣，每每获效。该患者，只治疗 2 个疗程零 3 次，隔日治疗 1 次，双侧取穴，留针 30 分钟，10 次为 1 个疗程，即彻底告愈。当治疗 18 次时皮癣全部消退，后又巩固治疗，患者食欲、睡眠正常，大便通畅，咽部症状消除，皮肤光滑如初，呈一派健康状况，距今无复发迹象。

患者病照与康复照见书末图 2。

【典型病案 3】

周某，男，39 岁，美籍华人，在美国得克萨斯州达拉斯市某公司就职,2000 年笔者在达拉斯。周某于 7 月 6 日求治。

自诉 1998 年冬滑雪,右腿创伤。此后,身起红色疹点,逐渐扩大蔓延,瘙痒,经医院治疗无效,并泛发全身成片,生化指标检查血脂过高,有脂肪肝。在美国诊断为银屑病。

［临床症状］皮癣发于前胸后背较多,四肢头部各有一块,躯干皮癣已融合呈地图状,四肢呈花朵状,色红、脱屑,基底潮红,去鳞屑有点状出血,心烦,大便不畅,纳呆,脉弦滑,舌质暗、舌尖红,苔薄黄。

［病因病机］血行瘀滞,脉络不畅,瘀久生热,兼感受风寒湿邪。

［诊断］血热型泛发性银屑病进行期。

［辨证］血热毒盛,郁于血分,血瘀阻络。

［治法］清热解毒,凉血活血化瘀,温通经脉。

［处方］取穴任督二脉、足厥阴肝经、手太阴肺经、手足阳明经等。

**(1)组:俯卧位**

百会平刺。

大椎三棱针点刺加拔火罐。

肺俞透风门。

心俞、膈俞二穴针尖向脊柱刺入 8 分。

肾俞直刺加温针灸。

气海俞、关元俞,毫针刺。

委中邻近浅静脉处用三棱针点刺出血黄豆大 3～5 滴为度。

**(2)组:仰卧位**

膻中平刺,针尖向上刺入 1 寸。

中脘、天枢、关元直刺 1 寸,加温针灸,连加 3 段约 30 分钟。

或气海、血海、风市或中渎、阳陵泉、阴陵泉、三阴交、太冲、行间,上肢取曲池、合谷、外关,毫针刺。

**(3)组:仰卧或俯卧位,取下肢伸侧面可侧位**

在癣块上用三棱针施散刺或三角刺加拔火罐,10 分钟后将罐取下,再用消毒干棉球擦干净,施隔姜灸,每次只选两块癣上用刺血疗法,不能多刺。每周只施癣块刺血疗法 1 次。

以上 3 组穴交替施治,隔日治疗 1 次,双侧取穴,留针 30 分钟,10 次

1个疗程，只治2个疗程得愈。

后又投补中益气汤加减组方托里扶正：生黄芪40g、党参15g、白术12g、山药10g、淫羊藿10g、生甘草10g、当归10g、丹参15g、川芎10g、陈皮10g、升麻3g、柴胡3g。

治愈后每年患者都来电话，报告无任何复发迹象。

【典型病案4】

张某，女，32岁，某银行下岗人员。1998年9月26日初诊。半年前下岗并婚变，生活困难，心情压抑，继则患银屑病。

[临床症状] 皮癣分布在头顶约5cm×6cm。背部有散在多块，最大的一块在左肩胛骨天宗穴上，7.3cm×8.1cm，双下肢伸侧各有两小块，皮癣呈暗红色、脱屑，腹部及上肢未见皮癣。睡眠很差，纳呆，大小便正常，脉弦，舌质暗、苔白腻，月经色黑、有血块、周期准。

[病因病机] 患者下岗、离婚、生活困难，致使情绪受到打击，情志内伤，兼感风湿毒邪而发本病。

[诊断] 血瘀兼血热型银屑病。

[辨证] 情志内伤，肝郁气滞，外感风邪。

[治法] 疏肝理气，活血化瘀，通经活络，以调肝肾经脉为主，兼取心经。

[处方]

（1）组：坐位

头部在癣片边缘外5分处周围用三棱针点刺出血，间隔5分刺一针，中间刺三针呈三角刺。

曲差平刺，针尖向上刺入1寸，使针感直达病灶。

风府、风池，毫针刺。

再一次取1寸毫针围刺，针尖向癣块中央刺入，配风府、风池、通天针刺，疏风通络、宣通皮下气血。

以上两种治法交替运用。

（2）组：俯卧位

大椎：点刺加拔火罐出血10ml为度，可清热解毒，活血凉血，疏风解瘀。

肺俞透风门穴：风邪侵犯人身首先入风门而后犯肺，肺主一身之气，主宣发与肃降，外合皮毛，邪风犯肺致肺的宣发肃降功能失调，故取二穴可宣热疏风，调理肺气，使腠理固密。用1.5寸毫针，由肺俞刺入透风门，施提插补法的泻法。

心俞透厥阴俞：二穴均为背俞穴。诸痛痒疮疡，皆属心火。厥阴俞通经活络，又因与肝经相通可疏肝理气，心俞疏通心络，活血化瘀，调理气血，清泻心火。又心主神明，患者精神受刺激，除致肝郁气滞，也致心神不宁。《灵枢•邪客》曰："心者，五脏六腑之大主也，精神之所舍也。"心主神明又与心主血脉关系密切，心的气血充盈，则精力充沛，就不会出现失眠、心神不宁等症。所以取二穴疏通心络尤为重要。

肝俞：用三棱针点刺出血3～5滴，可加用火罐，拔出黑紫色血液。可除瘀血，生新血。

胆俞：系膀胱经穴位，亦为背俞穴，位于肝俞下1寸，肝胆相表里，胆气与人的精神情志活动有一定关系。胆内藏"精汁"，有"中精之府"之称，其功能输出胆汁以助消化。取本穴调胆气，助肝疏泄条达，又可助消化食物。毫针向脊柱方向刺入8分，施泻法。

胃俞透脾俞：亦为膀胱经穴位。胃主受纳，脾主运化，脾胃为"气血生化之源"，后天之本。李东垣在《脾胃论•脾胃虚实传变论》中云："元气之充足，皆由脾胃之气无所伤，而后能滋养元气。若胃气之本弱，饮食自倍，则脾胃之气既伤，而元气亦不能充，而诸病之所由生也。"临床实践体会到先贤的教导十分正确。笔者在治疗皮外科病证中始终注意调理脾胃。只有脾的运化水谷精微功能旺盛，机体的消化吸收功能健全，脏腑、经络、四肢百骸以及筋肉皮毛等组织才能得到充分的营养，人体才能进行正常的生理活动。施治：用1.5寸毫针由胃俞刺入透脾俞，先用泻法3次，而后将针尖向下顺经透刺用补法。

肾俞：系肾的背俞穴，为肾气转输之处，肾为先天之本，真元之气禀受于先天，是先天之精所化，藏之于肾，但又必须依赖后天脾之运化水谷精微的不断滋养，才能发挥其作用，所以脾肾共调为最佳。毫针直刺8分、上加温针灸连续3段。

委中：系膀胱经合土穴，膀胱主司小便，用三棱针在委中邻近浅静脉点刺出血约 10ml。既可通调水道，使热邪随尿而下，又可活血化瘀，解毒通滞。

（3）组：仰卧位

期门：系肝经募穴，与肝俞为俞募相配，肝主藏血、主疏泄，肝气郁滞，气滞血瘀，经脉气机循环不畅，刺本穴可疏肝理气，气行则血行，经脉顺畅，由阴行阳，由阳行阴，阴阳顺接，十二经流行不息，则阴阳平和，肝气郁滞得消，用毫针向下逆经平刺入 5 分。

中脘：系任脉穴位，配天枢、足三里调和脾胃，通调肠道，配血海可祛风清血分之热，调和气血，为治疗皮肤病的要穴；血海透百虫窝可止痒消癣。

阴交：系任脉穴，为任脉、肾经、冲脉之会，任脉为阴脉之海，冲脉为血海，肾为真阴所发之脏，三经阴血会聚之处。患者七情内伤，肾阴亏损，水亏火浮，上扰心神，症见虚烦不眠，躁扰不宁，故用毫针直刺 8 分、上加温针灸连续 3 段，可滋阴补血，阴血充足则风、热、虚邪自灭。

曲泽：系手厥阴心包经合穴，"所入为合"，心包经由胸走手，过肘中，心包代心行事，心阳、心阴、心气、心血必经心包而外行，心包血瘀则心血亦瘀，血气不能输布，用三棱针在曲泽邻近的浅静脉点刺出血 10ml 为度，可疏通心络，活血化瘀，泻血分之毒邪。

三阴交：系脾经穴位，为肝、脾、肾三阴经交会之所，毫针刺入 8 分，平补平泻，可健脾、疏肝、补肾、除湿。

（4）组：俯卧位

大椎用 1 寸毫针刺入 3 分，上放灸架用粗艾条灸 30 分钟，针、灸感多为凉感向下、向上及向两肩各部放散或传导。

肺俞、心俞、肝俞、脾俞、肾俞，毫针刺。《素问·水热穴论》："五脏俞傍五，此十者，以泻五脏之热也。"五脏俞刺法，针尖向脊柱斜刺，左右各刺入 8 分。或点刺放血加拔火罐。

肩胛骨大癣片的施治：癣片上、下、左、右用三棱针轻轻刺络放血。上、下各刺 5 针，皮癣损害上刺 1 针，正常皮肤上刺 4 针，加拔火罐。由正常皮肤（约距癣片 1 分）进针，用 2 寸 28 号毫针围刺，间隔 5 分刺 1 针，针尖向癣片中央刺入，然后在针上放灸盒粗艾条施灸 30 分钟。

以上 4 组穴轮流取之，15 次为 1 个疗程，隔日治疗 1 次，双侧取穴，留针 30 分钟，当治完第 8 次时已见到癣片中央开始消退呈环状，治到第 10 次癣片已呈环状为大，治到第 13 次背部小片癣已消退光了，肩胛骨大片癣也由中央消退呈环状。

1 个疗程后，嘱其休息 1 周，后检查其头癣尚有 1.5cm × 1.5cm 大小的癣片，又继续治疗 2 次，见不脱屑，不需再治疗。躯干、下肢皮癣全部消退。这时患者找到伴侣，心情大为好转，脉搏趋于和缓有力，嘱其 1 个月后来复查，复查结果良好。体肤光滑，其余症状已消退。呈健康状态。

患者病照与康复照见书末图 3。

［小结］张某的顽癣在 1 个月的时间治疗得愈，其因：

1. 张某患病病程较短，并且，其间未乱投医，其正气尚未耗伤。

2. 病因系情志内伤兼感外邪，一方面针对其病因组方调理，另一方面医者给予精神上的同情，并予以心理调节、安慰等。

3. 笔者注重内外共治。选用心、肺、肝、脾、肾五脏俞及其表里经穴，诸穴组合，诸脏同调，升发清气、舒畅气机，有升有敛，平衡阴阳。

【典型病案 5】

刘某，男，45 岁，钢铁研究院技术员，北京人。1992 年 3 月 18 日就诊。

患银屑病已 25 年，迭经中西医治疗无效。其父亲及弟弟亦患有银屑病。患者及家人心理压力极大，备受煎熬。

［临床症状］皮癣散发全身躯干，四肢呈地图状，头部癣不多，皮损占全身皮肤 80% 左右，脱屑极多，脱衣则见地面一片白皮，瘙痒难耐，常搔抓。心烦，时常失眠，大便干，小溲黄，纳食无味，脉弦数，舌质暗红，舌尖红。

［病因病机］气阴两虚，中气不足，腠理失密，卫气不固，感受外邪，情志已伤。

［诊断］血热型泛发性银屑病进行期。

［辨证］肺肾两虚，脾失健运，外感毒邪，内积蕴热，伤于营血，肌肤失养。

［治法］清热凉血，益气强肾，健脾和胃，通经活络，调和气机。

[**处方**] 皮癣泛发全身,累伤多经,故取任、督二脉,五脏俞,手足阳明经。

**（1）组：俯卧位**

大椎穴：为督脉穴位,督脉为阳脉之海,本穴又与手足三阳经交会,故为阳中之阳,泻之能清督热以凉血,平虚亢之阳。施刺血疗法,先在大椎穴点刺1针,然后在穴位上下各点刺1针,加拔大火罐,留罐10分钟。起罐后观察罐内血象,如开锅一样,血泡在罐内翻腾,说明热邪随血而泻,"热者泻之"。

肺俞透风门：久病则肺气亦虚,肺卫不宣,腠理不固,故肌肤失肺之精气。肺主一身之气,肺俞又为膀胱经之背俞穴,取之可宣肺疏风,又能加强膀胱气化,以利湿化浊。风门穴为膀胱经穴位,为背上风之门,若卫外固秘,则风门关闭,邪无从入,若卫外不固,风门开放,则风热侵袭,先入此穴,"最虚之地,便是客邪之所",邪循太阳经入体表,发为癣候。取本穴疏风固表,犹闭门拒寇,使风热之邪不得入内,更引经下行,使客于肌肤之风热下入膀胱,随尿排出。毫针刺,从肺俞穴进针透风门穴,在针上放灸盒,灸30分钟,注意清除艾灰。

膈俞穴：为膀胱经穴位,"血会膈俞"。本病案的皮癣为血热型,血热迫血漫溢,取本穴可养血滋阴,凡慢性出血症必取膈俞。施补法,毫针朝脊柱刺入5～8分,上加隔姜灸。

肝俞、胆俞：若情志内伤,导致肝气郁滞,气郁化火,耗伤肝阴,以致风阳内动,风火窜入肌肤,使肌肤发病。取二穴疏肝理气,气机舒畅,则肝血得盛,阴血充足,虚火渐消,肌肤得养。施刺血疗法,在肝俞、胆俞两穴上各点刺2针,上加拔火罐,留罐10分钟。起罐后,可见血液为紫红色,为坏血、祛病之血。

肾俞穴：为膀胱经之背俞穴,五脏俞之一。肾为先天之本,主水,主生殖发育,主温煦,若肾之先天足,则肾阴阳充足。本案患病长达25年,可谓久病伤阴,阴伤阳也必伤,肾之阴阳耗损,髓海不温,肾主纳气失职,影响肺气宣发肃降,肺主皮毛,一旦肺、肾两脏功能失常,则皮毛患疾。故必须培补肾阳,填充元气,命门火旺则髓海得温,水不凝涩,阳盛阴消。此穴不但能强肾,还能以肾阳温煦脾阳,脾阳得盛,则脾运化有源。以肾阳促肺气盛、脾阳强，一举多得，故肾俞直刺，上加温针灸，用艾条半寸加针柄上，艾条灭后再换，灸30分钟。肾俞穴中间为命门穴，在此穴上施隔姜灸，姜片1cm厚，上加艾绒，艾绒做成小枣样大即可。

涌泉穴：为肾之井木穴，"所出为井"。肝肾同源，肝肾阴虚，精气不能濡养皮肤。本穴位于人体最下之处，乃人之根本，取之可培补肾精，本穴属木，又具生发之性，可输精气以濡养肌肤，肌肤得精血养护则皮疾得消。施补法，将灸架绑在脚上，上放粗艾条灸30分钟，以达祛邪、培肾精之目的。

局部治疗：本病案的皮肤癣为地图状，大面积皮损，先在背部一片癣上围刺，间隔0.5分刺1针，中间刺3针（为三角形针），在边沿上拔3个火罐。大腿部用同样方法治疗。

**（2）组：仰卧位**

百会穴：为督脉穴位，又称三阳五会，人身之阳气由此沛布全身，故灸百会穴，既行气活血，又温阳散寒，刺血则能解上亢之风阳，治肝阳上冲。施刺血疗法，用三棱针在穴上点刺3针（为三角针），微出血。

印堂穴：位于督脉，督主一身之阳。用小三棱针速刺出血，绿豆样3滴，可活络疏风，泻邪血，生新血，癣得消。

太阳穴：可治头、面部许多疾病，有疏风散热、凉血作用。用小三棱针在此穴浅静脉处点刺出血即可。印堂、太阳二穴，均可消除头部的皮癣。

膻中穴：为任脉穴位，内直心包络。"气会膻中"，系八会穴中气会之处。取本穴可宣肺，肺主一身之气，肺气虚则皮毛生疾，肺气充则皮肤滋润，故补膻中，毫针平刺，针尖向上，刺入1寸为宜，放灸架，灸10分钟。

神阙穴：位于任脉，为身体之先天根蒂，后天之气舍，五脏六腑之本，元气归藏之根，施隔姜灸30分钟，姜片1cm厚，扎密孔，但不能扎透，上加艾绒，小枣样大小。

中脘穴：系胃之募穴，八会穴中的腑会，亦系手太阳小肠经、手少阳三焦经、足阳明胃经和任脉之会穴，是治疗脾胃病的要穴。脾为生化之源，脾之运化功能强，可濡养四肢百骸，肌肤得养，皮癣可消。毫针直刺5～8分，针柄上加温针灸，灸10分钟。

足三里：为胃经合穴，土经土穴，又是胃之下合穴，为滋补气血、健运脾胃之大穴，既能补血气，治疗血虚证，又能温阳散寒，辅助脾胃阳气以祛寒厥，可谓强健体质之穴。气血充盛，则气行血行，气为血帅，又可活血化瘀，使瘀滞于皮肤之邪一消而散。

三阴交：为三阴交会穴。刺之健脾胃、祛湿热、疏肝柔筋、补肾温阳，治疗风湿寒邪伤阳致周身肌肤生疾。取双三阴交穴，毫针刺 5 分，上加温针灸 20 分钟，艾条半寸即可，注意清理艾灰。

[小结] 本案是余从事治疗银屑病以来，遇到的首例患病长达 25 年的。临床辨证分析，其脾、肾、肺三脏严重损伤，有家族史，再加上漫长的病程中多方治疗，病未治愈，反害其正气，又被企业辞退，致使情志内伤，肝气郁滞，气机不调，使得病症加重，成为泛发性血热型银屑病。

首先从脾、肾、肺三脏论治，"有诸内必形诸外"，中医学认为，认识疾病须从人的完整统一性出发，必须先审证求因。人体发病的因素主要有人体内因和致病的外因，中医学特别强调人体内因在发病过程中所起的主导作用，故有"邪之所凑，其气必虚""正气存内，邪不可干"的记载。皮肤病虽发于外，但其病绝大多数是由于七情六欲或饮食不节等，造成体内阴阳气血的偏盛或偏衰，使脏腑间功能活动失调所致。正如《诸病源候论》所说："夫内热外虚，为风湿所乘，则生疮。所以然者，肺主气，候于皮毛；脾主肌肉。气虚则肤腠开，为风湿所乘；内热则脾气温，脾气温则肌肉生热也。湿热相搏，故头面身体皆生疮。"

这些都说明了皮肤病和内脏的关系，所以我在临床治疗上，既要变内又要变外。基于中医理论的指导，对本病按 10 次为 1 疗程。第 1 个疗程，从 3 月 18 日开始，治疗 20 次，至 4 月 26 日第 2 个疗程结束后，经检查银屑病明显好转，大面积皮癣中心呈现出小枣一样大的好皮肤，四肢部大面积皮癣已呈现消退迹象。第 3 个疗程至 6 月 7 日，背部及腰部皮癣从内向外渐渐消退，第 4 个疗程后，全身皮癣已消退，皮肤光滑如初。当时有 4 名中外进修的学生，都异口同声地说"简直是奇迹"。2014 年，我接到患者夫妇的电话，他们刚从国外旅游回来，带了些特产来到我家，我见到患者时，他的健康状况良好，让我十分欣慰。从初诊到 2014 年，20 多年了，从无复发。我心里想，这就是祖国医学的强大威力。

患者病照与康复照见书末图4。

【典型病案6】

麦莎，女，5岁，加拿大人，当时居住在美国的姥姥家。2000年春季，本医师受聘于得克萨斯州达拉斯市某诊所行医。2000年5月8日，小女孩儿前来就诊。

家长代述：2000年3月10日，因发热38.5℃、咽喉肿痛到当地诊所，经用青霉素治疗，归家后孩子身上起大片红点，瘙痒，哭闹不食；半夜再次去诊所，仍用抗生素治疗，回来后，孩子哭得没劲儿睡了一会儿，天亮后依然哭闹。

［临床症状］身体水肿，遍体发红，泛发性红疹样皮癣，皮损约占80%，多数有抓痕，体温38.1℃，只喝水不吃食物，萎靡不振，脉弦数，苔黄腻，心烦急躁，哭闹不安，一派危症。

［病因病机］抗生素伤害幼儿阴血，心火炽盛兼感毒邪，郁火流窜，入于营血，蒸灼肌肤，即发为血热型银屑病。

［诊断］泛发性血热型银屑病。

［辨证］青霉素毒邪炽盛，郁于营血。

［治法］清营解毒，养血滋阴，温通经络，扶阳消阴。取任督二脉穴位，施灸法，每天治疗1次。

［处方］

**俯卧位**

取神阙穴，本穴为根蒂，通五脏六腑之经脉，患儿取俯侧位，医者手持细艾条，开始只灸神阙穴，灸5分钟后，孩子即不哭不闹，感觉症状减轻，继续灸治10分钟后，让孩子侧翻过去，接着灸督脉。先灸大椎，大椎穴汇聚一身之阳，为阳脉之海，仅仅10分钟，孩子便感到舒服，脸上出现了笑容，但是她的手还在抓挠皮肤，持续40分钟后结束治疗。第2日上午9:00，继续按照上述方法，灸治40分钟。如此连续治疗7天后，孩子姥姥对我说："现在她的情况一天比一天好，而且能吃东西了。"第1阶段的治疗产生了良好的效果。第8天治疗，仍从灸神阙穴开始，灸10分钟之后，令孩子翻身侧卧，继续施走灸，从风门灸脾俞、胃俞、肾俞、命门，交替灸两侧，在灸的过程中，孩子非常安静，不哭不闹。至第 15 天，诊视患儿背部，发现已经有了两小片儿圆形的好皮肤，此时，我更加有信心了。第 15 天灸完之后，嘱咐家长，让孩子休息一天，并从这一天起采用隔天治疗的方法。之后，每次治疗时都会发现孩子身上有好皮肤出现，例如屁股两侧出现鸡蛋样的好皮肤，这时家长希望孩子尽快痊愈，所以请求天天来治疗。我告诉她，中医治病的原理是"疾则快治，缓则慢治"，这样才能取得最好的治疗效果，如果太过着急，治疗的频率过高，反倒会造成负面效果。孩子家长表示理解，并同意隔天治疗。继续治疗了 17 次，孩子的银屑病从头至脚全部消除，彻底治愈，皮肤白嫩光滑。

我们中国的中医学、针灸学，用它朴素的医学原理，再用看似简单的灸法，就能治愈此种危症、重症，这就是中医学、针灸学治病的巨大能量，而且灸法是治病有奇效的方法。

[小结] 当我最初手持艾条在孩子身上施灸法治疗时，患儿家长很惊奇，感觉这不是在治病，因为她从来没有听过中国的灸法治病。看到她怀疑的眼神，我向她解释说："因为孩子年龄小，体质娇嫩，中医认为，属于稚阴稚阳，不能采用针灸的方法，故施灸法，灸法可以升阳，阳统于阴，阳主阴从，是人身立命之本，只有阳气致密于外，阴血才能固守于内。二者虽说无根，但主要重视阳气，有阳则生，无阳则死，阳气充足则阴气全消，百病不生。艾灸直接产生阳气，而且走灸使阳气渗入皮下，令体内的阴气随之消除，阴气不断消，阳气不断生，因而孩子的病会一天天见好。"记得刚开始治疗时，孩子害怕极了，想方设法躲着我，可仅仅治疗 5 次之后，孩子见到我就笑呵呵的，不躲了。

灸法看似简单，但治病救人的效果极其显著，"益火之源，以消阴翳"。我国宋朝著名医学典籍《扁鹊心书》曰："人之真元乃一身之主宰，真气壮则人强，真气虚则人病，真气脱则人死。保命之法，灼艾第一，丹药第二……"为医者要保扶阳气为本。

经过 50 多天的治疗，小女孩转危为安，全身皮癣尽数消除，这就是中医学阴阳学说、五行学说、脏腑学说等的功效。看起来小小的艾条，燃烧后，在皮肤上走来走去，很简单，但是隐藏着深刻的中医治病原理。小女孩痊愈之后，她的姥姥请来曾经诊治过小女孩的美国医生，这位医生看到小女孩痊愈后的皮肤状况时，非常震惊。为了感谢我救治了这个小女孩，她的父母特地从加拿大飞到达拉斯，拿着鲜花向我当面致谢。

### （二）血燥型典型病案

【典型病案】

林某，女，8岁。1990年5月20日初诊。自2岁始患气管炎，1987年患银屑病，在北京各大医院迭经治疗无效，症状逐渐加重。

［临床症状］患银屑病2年半，皮癣燥痒，鳞屑较厚，堆积如壳蛎状，肢体干枯，指、趾甲增厚无华，腰骶、臀部皲裂血出，痛痒较著，烦躁不安，皮疹泛发全身（从头至双脚），面色萎黄，纳呆，大便干，溲黄，舌质淡红、苔少，脉微细。一派重症。

［病因病机］先天禀赋不足，2岁患气管炎，常服抗生素，8岁患银屑病，又服激素及中药3年，不但气管炎、癣候未愈，反而使幼年患儿因服药过多致脾胃大伤，水谷失源，肺失宣降，闭塞腠理，气血两亏发为本病。

［诊断］血燥型泛发性银屑病进行期。

［辨证］脾失健运，阴血亏损，肌肤失养。

［治法］健脾和胃，养血润肤，温通经络。

［用药］明代医家赵献可曾说："凡脾胃，喜甘而恶苦，喜补而恶攻，喜温而恶寒，喜通而恶滞，喜升而恶降，喜燥而恶湿……"拟方如下：党参15g、生黄芪20g、白术10g、白扁豆8g、怀山药8g、木香6g、黄精8g、益智仁8g、枳壳8g、厚朴8g、陈皮10g、焦三仙20g。每日1剂，共服10剂。方解：党参、黄芪益气健脾，补气生血；白术健脾燥湿，益气生血；扁豆健脾养胃；山药补脾胃，益肺气，强肾固精；木香顺气；黄精补脾气，养胃阴；益智仁温脾肾，燥脾湿；枳壳健脾除湿；厚朴下气除满燥湿；陈皮理气；焦三仙开胃助消化。

［处方］

（1）组：俯卧位

百会平刺、针尖向前刺入5分。

大椎用小针点刺加拔火罐，5分钟后起罐。

肺俞透风门。

胃俞透脾俞。

委中邻近浅静脉点刺出血，见血即可。

命门隔姜灸。

**（2）组：仰卧位**

印堂、太阳点刺出血。

中脘温针灸。

神阙放灸架直接灸。

足三里、三阴交，毫针刺。

**（3）组：仰卧位**

中脘、天枢、血海温针灸。

阴陵泉、三阴交，毫针刺。

**（4）组：俯卧位**

大椎小针刺出血。

肺俞、心俞、至阳施隔姜灸。

膈俞、肝俞顺经平刺，上加隔姜灸。

委中穴用 26 号毫针点刺出血如珠。

**（5）组：坐位**

百会、风池、风府、头维、印堂、太阳、曲池、合谷、外关。

以上 5 组穴共司，轮流取之，每次只取 1 组穴，隔日治疗 1 次，10 次为 1 个疗程，在 1 个疗程中只施 2 次刺血疗法，针具用毫针 34 号 1 寸和 1.5 寸。留针 20 分钟，治疗 1 个疗程后让患者休息 1 周，再进行第 2 个疗程，该患者仅 8 岁，每次治疗时要严密注视孩子的神态（守神），手法易轻不易重。

［**方释**］百会为督脉之穴位，又是手足三阳经之会，为治风湿热邪之要穴。《行针指要歌》指出"或针风，先向风府百会中"。笔者在治疗头面部银屑病时常取百会、风府、风池配印堂、太阳。风府位于督脉，为督脉、阳维之会，印堂与督脉相通应任脉，而且任督二脉对十二经起着维系和沟通作用，故可调整全身阴阳。五穴共用，可宣散头目之风邪、清泄阳气之火、疏散头目风热、平肝胆之逆气、泻肝胆之郁热、清头窍，是治疗五官头面病症的最佳配方。

　　大椎为督脉穴，六阳之会，统领诸阳经，主一身之表，宣通诸阳，既能解表，又能温化湿邪，是调整全身功能的重要穴位之一，治病非常广泛，在本病治疗中先点刺出血（儿童 1 个疗程只点刺出血 2 次，成年人为 5 次），后施隔姜灸，以温化诸邪、消癣。

　　神阙和命门阴阳相对，神阙通五脏六腑十四经脉，可健脾和胃，命门为生命之根，可温煦下焦之真火，能暖脾以助水谷之运化，两穴得温调和阴阳，温化风寒湿邪，改善"泻而不藏"的功能，不再便秘。

　　中脘为胃之募穴，腑会，该穴与手太阳小肠经、手少阳三焦经、足阳明胃经、任脉四经交会，功能和胃健脾。对体虚、纳呆、中气不足，取中脘穴更具有补中益气、升阳益胃、培土壮元之妙。

　　背俞穴位于脊柱两侧，诸穴与脏腑所在部位大体相对应，故以脏腑命名，并有其自己的募穴，临床常用前后配合施治，为俞募相配。笔者采用一次俯卧位、一次仰卧位，一阴一阳自然增强疗效，如该患者纳呆厌食，则背取胃俞、脾俞、大肠俞，前取中脘、天枢，配公孙，1 个疗程胃气有生，脾阳有振，开始欲纳、胃口大开。体重增加 3kg。

　　取肺、脾、肾腧穴，其意在调节水液，皮肤病与水液代谢关系极为密切，肺、脾、肾三脏又为人体内水液调节的重要脏器，上焦的肺、中焦的脾、下焦的肾，其功能总称为"三焦气化"，而这种气化作用的动力就是肾气，如果肾的阳气不足，气化失常，就会引起水液代谢障碍而致疾病，像患儿林某泛发性血燥型银屑病，就是肾的阳气衰导致肺、脾、肾气化失常而发病。再强命门之真火，以重灸法为主，改善"三焦气化"为要，消癣迅速。

　　膈俞、肝俞意在补血养血，患儿面色萎黄，甲床下空均为缺血之症，膈俞为治疗贫血的要穴。《难经》曰"血会膈俞""血病治此"肝藏血、主疏泄，故协同膈俞等相关腧穴补益肝血，肝血足，肝的功能增强，调理气机有力，有助于脾胃之气升降，可保持脾胃正常消化功能，使气血生化有源。

　　脾俞、胃俞治病广泛，该患儿从小纳呆厌食，脾运化水谷精微及运化水湿失职，此为患儿的病本，皮癣为病标，中医治病求本，故培脾土抑木十分重要，是消退皮癣的根本。配足三里，足阳明胃经之合穴，属土，乃土中之真土，健脾益胃作用非常强，是治疗一切消化系统疾病的主穴。

脾胃功能强盛，气血生化有源而充盛，五脏六腑、肌肉、皮肤等皆得气荣养，故精力充沛、健壮，实为托里扶正之佳穴。

三阴交系肝、脾、肾三阴经之会穴，补脾之中兼补固肝肾之阴，又因肾有阴阳之别，寓真火于其中，补肾可助命火以温煦脾阳，脾肾阳气充沛，生机旺盛，温中散寒，可使脾运化正常。肝藏血，脾统血，肾藏精，精血互化，培补精气，益肾固阳。银屑病皮肤疾患，内养精血，尤为重要。

曲池穴为手阳明大肠经之合穴，肺与大肠相表里。曲池应脾胃、宣肺气，功能清热祛风、清头明目、通经活络、宣通气血、行湿舒筋、通达肌表，是治疗一切皮肤疾患的要穴之一。

合谷为手阳明大肠经之原穴，又为四总穴之一，纯阳主气，其性善扬走上，"面口合谷收"，轻清走表，能升能散，疏风开郁，消肿止痛，为治疗五官疾病的要穴。《千金十一穴歌》曰："曲池与合谷，头面病可彻。"取曲池、合谷为消除患儿头面斑癣。

外关穴为三焦经的络穴，别走手厥阴心包络经。八脉交会穴之一，通于阳维脉，可通经活络、疏风解表，配大椎、曲池、合谷可治头面上肢、兼治全身的皮肤疾患。

刺血疗法对患儿同样适用，刺血疗法对皮癣久患的适用原理为：风、湿、热、瘀、毒诸邪是致病主要原因，而且诸邪气在体内必伤害阴血。施刺血疗法可除诸邪，诸邪除则脉络通、新血生。但对患儿施术时要把握时机，因为儿童体质系"稚阴稚阳"，对"宛陈则除之"之术要轻，针具用28号毫针即可，每次取1～2个穴或病灶1～2点刺。

综上，诸穴及刺血疗法共司，清热解毒、疏风化湿、活血化瘀，脾气健运、生化有源，肝木条达，心气旺盛，肺气充足、宣降有力，脉道畅通，气血充盛，又注重针药并举，得以收到明显疗效。患儿体魄健康，至今已15年，未见复发。

患者病照与康复照见书末图5。

## （三）血瘀型典型病案

**【典型病案】**

孙某，女，19岁，13岁（1985年）患银屑病，迭治无效。1992年6月

13日始求治于余。

［**临床症状**］皮癣蔓延全身，四肢伸侧肘、膝皮癣对称较多，腰背、腹部呈钱币状，头部为带状，皮损境界清楚，鳞屑厚积，皮肤紫暗，自觉瘙痒，脱屑，4cm×4cm大小的癣片约占全身癣片的80%，面色暗黄，纳呆，体瘦，大便干，小溲黄。询及痛经史已7年，经血中有血块，色暗，脉细缓，舌质暗、苔白腻，身倦乏力。

［**病因病机**］冲任不调，月事瘀滞，寒凝不畅，经脉阻塞，气血不能通达表里，四肢不温，致血瘀癣候。

［**辨证**］经脉瘀阻，气血凝结。

［**治法**］通经活络，活血化瘀，兼调冲任，益气养血。

［**用药**］生黄芪20g、党参15g、当归10g、熟地15g、红花10g、川芎10g、白术10g、云苓10g、肉苁蓉10g、续断10g、杜仲10g、艾叶10g、何首乌10g、益母草15g、陈皮10g、炙甘草6g。每日1剂，共服10剂。方解：生黄芪助卫固表、补中气、升清气、托疮毒，党参补气健脾，当归补血活血、润肠通便、调月经，熟地补血生精、滋肾养肝，川芎行气活血、搜风开郁，治行经腹痛，白术健脾燥湿、益气生血，茯苓利水除湿、宁心安神，肉苁蓉补肾阳、润肠通便，续断补肝肾、通血脉、利关节，杜仲补肝肾壮腰膝、强筋骨，艾叶温中祛寒温宫，何首乌养血益精、平补肝肾，益母草行瘀血、生新血、专入血分，行瘀而新血不伤，养新血而瘀血不滞，陈皮理气燥湿，配党参、黄芪、地黄等补药可防滞补，炙甘草补中益气。投此方意在托里扶正，凡一些慢性皮肤病患者，由于病程长，一般都气血两伤，故补益气血兼温宫化瘀。

［**处方**］

**（1）组：俯卧位**

大椎点刺出血加拔火罐。

肺俞透风门。

心俞、厥阴俞二穴用三棱针点刺加拔罐，留罐10分钟起罐。

膈俞、肝俞、胃俞透脾俞，平刺，针尖向上，施迎随补泻法中的泻法。

至阳穴隔附子饼灸30分钟。

肾俞、气海俞、大肠俞直刺。

命门隔附子饼灸30分钟。

委中穴用三棱针在穴位邻近的浅静脉点刺放血10～15ml，可加抽气罐。

**（2）组：仰卧位**

印堂、太阳点刺放血。

百会、中脘、天枢、血海、风市、足三里、三阴交、曲池、合谷毫针刺。

曲泽穴用三棱针在浅静脉上点刺出血10ml，出血呈黑紫色。

**（3）组：坐位**

百会、上星、眉冲、头临泣、头维、悬颅、率谷、风池、风府。其中，上星、头临泣、悬颅、率谷点刺放血，双侧取之，余穴毫针平刺。

血海温针灸。

阳陵泉，毫针刺泻法。

太溪穴：左手按住下肢，右手用毫针直刺5分，施补法。

**（4）组：仰卧位**

中脘、天枢、中极、血海、三阴交、气海、关元交替取之，上加温针灸连续3段，施温针灸。

归来、地机，太冲、行间，毫针刺，平补平泻。

**（5）组：病灶刺络配阿是穴**

在较大癣片上用三棱针施三角刺血疗法，癣片边缘刺一针，癣片上刺两针呈三角形并拔火罐10分钟。每次只选四个点，背部或腰部两个点，侧身不施刺血疗法。可选阿是穴点刺、散刺或围刺。

**（6）组：病灶刺络配灸法**

在融合成较大癣片上用三棱针施散刺放血疗法，刺7针为度，刺后用消毒棉球将血轻轻擦干净，不按压针孔，后放附子饼灸30分钟，每次只取2个治疗点，背部或腰部、前胸腹部各选1个治疗点即可。

以上6组穴为整体治疗，中医认识疾病是从人体的统一性出发，这6组穴可平阴阳、调气血、和营卫、健脾胃、活血化瘀、通经活络、养血润肤。其第4组穴主要治疗痛经，该患者的银屑病主要是由痛经而引发，因此，痛经是其主证，为病本，银屑病是其标证，故标本共治。痛经一证在治疗过程中必须视为主要矛盾，如果痛经不治愈，其银屑病还可复发。

现重点解释第 4 组穴：患者痛经多年，虚实夹杂。治以补虚泻实、先泻实后补虚。中极、太冲、血海、三阴交、行间，五穴共司可行气导瘀，气海、关元可温补下元之真气，归来、地机能清热调经。此组穴治疗 1 个疗程后，痛经见好，这时随病机应变补泻变通取之，如痛经完全消失，可用气海温针灸。关元为小肠之募穴、足三阴经与任脉之会，又是三焦元气所生之处，为培肾固本、补益元气、回阳固脱之强壮保健要穴，治虚证必取之。

患者病照与康复照见书末图 6。

## 附一、银屑病性红皮症典型病案

阎某，女，38 岁。1998 年 4 月 8 日初诊。自诉，1995 年初患扁桃体炎，曾用青霉素治疗，几日后身起许多红点，痒甚脱皮，经医院检查诊断为银屑病，经多方治疗无效，后又去某医院银屑病治疗中心口服"银屑片"。服药 1 年有余，身体逐渐肥胖，病情愈重，患部面积扩大，瘙痒热痛，自觉虚弱无力，纳差眠艰，心情压抑。

[临床症状] 精神萎靡不振，皮癣泛发全身（从头至脚）、弥漫性潮红，头部沿发际呈带状，颠顶大面积的癣呈地图状及钱币状，胸部及乳房、背部均为大面积地图状，下腹部与腰骶部前后连成一片。上、下肢潮红色的癣片环绕伸侧内侧周围。只有手心脚心没有皮损，皮损占全身正常皮肤的 90% 多，整个身体皮癣灼热肿胀，痛痒不休，头发枯如麻，指（趾）甲呈凹陷状。月经量少，周期不准，提前 10 天左右。体温 38℃，脉弦数，舌质暗红、苔黄腻，便干，溲黄，口渴欲饮，纳呆，心烦急躁，睡眠不安。一派危症。

[病因病机] 银屑病性红皮症的发生，有部分患者是因为皮癣泛发严重，皮损较著，自然形成大面积的皮损肿胀、潮红，有的还伴有发热等症状。诸痛痒疮疡，皆属心火。此证即属心火炽盛兼感毒邪，郁火流窜，入于营血，蒸灼肌肤，破裂血出。有的患者乱投医，乱服药，伤害阴血，也是继发为红皮症的重要原因之一。

[诊断] 泛发性银屑病性红皮症。

[辨证] 毒邪炽盛，郁于营血。

［**治法**］清营解毒，凉血滋阴，通经活络。

［**处方**］任督二脉，多气多血之阳明经脉等。

**（1）组：俯卧位**

大椎点刺放血加拔火罐。

肺俞透风门。

心俞透厥阴俞。

膈俞针尖向脊柱斜刺入8分。

胆俞透肝俞。

胃俞透脾俞。

肾俞、气海俞直刺8分，施平补平泻法，上加温针灸。

大肠俞，直刺入8分平补平泻法。

小肠俞点刺放血。心与小肠相表里，心与小肠经脉互为络属。泄小肠之热，以防小肠经脉之热顺经上熏于心，意在解除患者心烦急躁之症。

命门直刺5分，上加灸架粗艾条施灸30分钟。

委中穴邻近浅静脉施刺血疗法，出血50～100ml为度。

**（2）组：仰卧位**

印堂、太阳速刺放血绿豆样大3～5滴。

膻中平刺，针尖向上刺入1寸。

中脘直刺1寸。

天枢直刺1寸。

章门、关元直刺加温针灸。

足三里、三阴交、曲池穴毫针刺。

曲泽、支沟、合谷、列缺、丰隆、公孙、太白、内庭均为直刺平补平泻，双侧取穴。

大敦点刺出血如珠。

**（3）组：坐位**

百会平刺，针尖向前逆经泻法。

上星、眉冲、头临泣三穴点刺出血，不按压针孔。

头维平刺，针尖向上。

悬颅、角孙、头窍阴点刺出血，不按压针孔。

风池毫针刺,针尖向对侧眼区刺入5分。

风府针尖向下刺5分。

巨髎、下关、颧髎,毫针刺。

商阳点刺出血如珠。

**(4)组:背、腰部刺络疗法**

穴位及皮癣处刺络放血操作:第1次左风门穴及皮癣处施呈三角刺络放血加拔火罐;右肝俞穴及皮癣处施呈三角刺络放血加拔火罐,自然出血,拔罐时间8～10分钟。第2次选右风门穴及皮癣处、右关元俞,方法同上。第3次选左肝俞穴及左肾俞穴及皮癣处,方法同上。

[**方释**]大椎为督脉穴位与手、足三阳经之会,督为阳脉之海,统领诸阳经,主一身之表,宣通诸阳,故大椎为调整全身气机的重要穴位之一。《灵枢•本脏》曰:"卫气和则分肉解利,皮肤调柔,腠理致密矣。"腠理不密则卫外不固,故大椎穴实为截疾之效穴,大椎放血可清七条经脉之邪热,清热解毒、凉血和血、济阴和营,擅散风除寒、温经通络,而对表实内虚者,常在大椎穴施重灸。《铜人腧穴针灸图经》曰:"大椎疗五劳七伤,风劳食气。"因此,在临床中常在第一疗程中施刺血疗法,第二疗程施灸法,意在温补,泻中寓补,以热引热,阴阳平和,隔姜灸、隔附子饼灸、放灸架粗艾条灸等方法均可应用,时间30分钟。

肺俞透风门:肺俞为肺之俞穴,肺主气,本穴有宣热疏风、调理肺气、行气导滞之功。风门有疏风散寒、宣泄诸阳之热、调理肺卫、助肺气宣发肃降之功。

心俞透厥阴俞:心俞功能滋养心阴、温补心气,两穴相透可疏通心络、调理气血、通络活血、宁心安神。

膈俞系八会穴之一,《难经》曰"血会膈俞""血病治此"。银屑病红皮症系毒邪侵入营血,必清营解毒。刺后上放灸架施灸可气血双补。

胆俞透肝俞:胆俞系胆之背俞穴,可清泄肝胆邪热,理气宽膈。肝俞为背之俞穴,"肝喜条达而恶抑郁",肝藏血,主疏泄,关系到人体气机的升降与调畅。患者久病,致肝气郁结,气机不调,肝失疏泄。调肝胆俞可疏肝理气,使脏腑气机升降调畅。

委中为膀胱经之合穴,所入为合,膀胱主行气化水,水余为尿,由膀胱排出。若湿热泛滥全身，蒸于肺气，则肺开阖失职，伤及皮肤、分肉，热毒瘀滞体表，致为红皮症，唯施刺血疗法，能使湿热毒邪随血而泄。

肾俞为肾之背俞穴，肾为先天之本，生命之根，久病、大病多致肾精、肾气耗损，取肾俞温补肾阳并加温针灸，助阳之力更著，再配关元、命门可补真元之气。本案中，又配肝俞及肝经腧穴，肝藏血，肾藏精，在生理上"肝肾同源"，精血互化，肝、肾两脏同调，真元之气充足，脏腑功能强盛。患者久病损伤元气，培补真元之气十分重要。

血海系脾经穴，众多针灸书籍中记载血海主调妇女月经，治疗痛经、经闭、月经不调、崩漏等。笔者在临床治疗皮肤病的实践中，深深体会本穴可治疗多种皮肤病，如银屑病、湿疹、瘾疹、丹毒、荨麻疹、湿疮、臁疮等。受《胜玉歌》"热疮臁内年年发，血海寻来可治之"的启发，用此穴治疗皮肤病疾患很有信心，与相关穴位配伍，其疗效显著。

关元：关元为任脉与足三阴之会穴，又为三焦之气所生之处，为培肾固本、补益元气、回阳固脱之要穴。

曲池：为大肠之土穴，所入为合，土应脾胃而阳明经又为多气多血之经，本穴有清热祛风、调和营血、清头明目、通经活络、调和脾胃之功，因肺与大肠相表里，曲池又为宣通肺气之要穴。本穴善通上达下，宣导气血，为治疗头面五官皮肤病的最佳选择。又善疏通清泄，通达肌肤，可治疗全身的皮肤疾患，故《马丹阳天星十二穴治杂病歌》曰"遍身风癣癞，针着即时瘳"，《针灸大成》也指出："浑身浮肿，曲池、合谷、三里、内庭、行间、三阴交。"笔者临床常在《大成》的指导下与其所述穴位配伍，确获良效。

曲泽穴为心包经之合水穴，心火在上，肾水在下，心肾相交，则阴平阳秘，若心火过旺，肾水不能上济，久而阴阳离决，心火久盛于上，必殃及血脉。患者发红皮症前昼夜以麻将为乐，劳逸无节，加之顽癣缠身，心烦急躁，故取之泻其心火、血滞，使肾水上济，心肾得交，阴阳调和。

第三组穴，首取百会，百会称三阳五会，治疗广泛。《针灸资生经》曰百会"百病皆主"，"人身有四穴最急应，四百四病皆能治之，百会盖其一也"。为治疗风病之要穴，风善行而数变，风性轻扬，风邪多侵袭头面部。头为诸阳之会，督脉又能统督一身之阳，故百会能祛风宣散，清泄诸虚阳，疏散头部风热，也是治疗阴虚阳亢的要穴之一，还有补气升阳、升提下陷、回阳固脱之功，配风府、风池、合谷等治疗头面部皮肤疾患可获佳效。风府也位于督脉，系督脉和阳维脉之会穴，为疏解脑府及头面部之风邪的要穴，是治疗头面、五官科以及头面皮肤疾患的常用穴之一。深部为枕骨大孔，不可深刺，以免伤及延髓，最好针尖刺入皮下2分后向下刺入5分，既有疗效又安全。风池系胆经穴位与阳维脉之会穴，有疏风解热、通经活络、调和气血、清头开窍、明目益聪的作用，本案再配经外奇穴印堂、太阳二穴。印堂位于督脉，与正经有着密切关系，可清泄一身之阳邪，活络疏风、镇静安神，可施速刺出血2～3滴，为治疗头面部皮肤病之要穴；太阳穴速刺出血2～3滴可疏风散热，清头目，消斑、癣、疹等诸皮肤病。

上星：为督脉头部穴位，如星悬于天，擅泄诸阳热邪，对于风热上扰所致头面生癣而变红皮、肿胀，施三棱针速刺放血少许，可泄热消肿。又者督脉循行"别绕臀至少阴"，肾之精气亦随督脉而上注于面，若督脉阳气郁结于头面部，则肾之精气不能上达于头面部而皮癣泛滥红肿，久病必郁，速刺出血，可宣泄久郁之阳而现星光之美，阳气得行，郁遏得除，皮癣得消。

眉冲：系膀胱经穴，在前头部，入发际五分，当神庭与曲差之中点处取之，足太阳膀胱经主表，本穴可疏风解表，驱散风寒、风热之邪，故为治疗头面部皮癣的要穴。

头维：系胃经之穴，足少阳与本经之交会穴。肝升则脾升，胆降则胃降，情志久郁不舒，肝气郁滞，胆失和降，横逆犯脾，脾失健运，生湿生浊，胃气逆，夹痰上扰于头，发为头面皮癣红肿，取本穴可疏肝解郁，健运脾胃，消湿、消浊、消癣。

悬颅：为胆经穴位，为手足少阳、阳明之交会穴，可治疗阳经火上炎所致的皮肤病，可疏散头部郁火，通经活络，使气血通达于头面部，气血通则皮癣消。

角孙：系三焦经穴位。若情志抑郁，胆疏泄不畅，胆中郁热，风热之邪乘机入侵，引动胆热上攻，风火蕴结于上焦，则头面皮癣加重，刺本穴可疏风散热，清泄胆火。配胆经之穴头窍阴（恰为发际癣的病位），为邻近取穴,消癣为宜。

风池:系祛胆经风热之要穴,其名风池者,最虚之处,则是容邪之所,为风之池,风热由此入胆经,壅盛则逆行于头面部,致风热蒸腾,气血失和,本穴刺之可清泄胆经之风热,通行胆经气血,以祛风散热,促消癣。

风府:系督脉穴位,督脉、阳维之会,为风之府,袭人之风居于此,故为治风邪之要穴。风邪容于风府,则腠理开,必病作。急刺风府,可运行卫气,固密腠理,以祛外邪,疏风通络,行气活血,通畅全身之表。

巨髎:系胃经穴位。脾胃为后天之本,主运化水谷精微以养全身,卫气亦水谷精微所化,胃气不足,生化无源,卫气难以荣养于面,本穴可补助胃气,以资化生,助卫气驱散面部斑癣。

下关:系胃经与胆经之会穴,胃、胆二经,易为气滞郁热,热极化火,火盛上炎于头面,灼蚀气血为患,气血不通,头面之红皮癣难以尽除,刺本穴可泻胆胃上蒸之火,火泄则经络通畅,经脉通则气血畅行。

颧髎:系手太阳小肠经与三焦经之会穴,小肠经又与心经互为表里。本穴擅治小肠经、心经、三焦经三条经脉之热邪,泄心火、清三焦。

商阳:系手阳明大肠经之井金穴,肺与大肠相表里,又,大肠经经气与胃经相接,所以说本穴不仅能治本经大肠气滞湿热病症,而且能治与大肠相表里的肺热壅盛,清金以养肺阴,又可泄本经脉相接、同属阳明的胃火炽盛,以助脾运,并治本经循行所过部位的皮癣,在本穴速刺出血3~5滴(挤压指腹血才可出),可泄多经邪气,以清营解毒,毒去则阴生,可谓一穴多得。

[方释]心火炽盛,兼感风、湿、毒邪,郁火流窜,入于营血,蒸灼肌肤而发红皮症,必须清营解毒、凉血兼护阴养阴。经过 2 个半疗程的治疗告愈,15 次为 1 个疗程,隔日治疗 1 次,1 个疗程治完后嘱其休息 1 周再继续治疗,几组穴轮流取之,在治疗中注意观察斑癣逐渐消退的情况,随时记载病理变化。待皮癣全部消退后,不再施刺血疗法,只取补益肝肾、益气养血、健脾和胃之穴位,并只用补法,不施泻法,并可多用艾条温补。待停止针灸治疗后,为巩固疗效投方药:

生芪 30g、党参 15g、白术 10g、山药 10g、茯苓 15g、当归 10g、白芍 10g、玄参 15g、制首乌 15g、女贞子 12g、枸杞子 15g、菊花 10g、生地 15g、

五味子 10g、续断 15g、旱莲草 15g、炙甘草 6g。服 1 个月后来复查，病人诸症得消。嘱其生活规律、饮食有节。

患者病照与康复照见书末图 7。

### 附二、脓疱性银屑病典型病案

刘某，女，19 岁。

[临床症状] 皮癣泛发全身，脓疱密集，融合成片，头部、眼、耳、面部都是脓疱，癣占全身皮肤 90% 左右，表面糜烂，脓疱有腥臭味肿胀，皮损色淡红，脱屑，有烧灼感并痛，指（趾）甲形凹凸不平。双臂疼痛难举，两条腿疼痛难忍，行走困难。全身浮肿，咽喉肿痛，月经不调。体温 38℃，脉弦数，大便有血，小溲黄。

[病因病机] 风邪犯肺，卫气不固，湿、热、毒邪入于营血，心火炽盛，致发热不退，咽喉肿痛，便血。脓色淡稀，月经淋漓，为正气衰败的变现。

[诊断] 脓疱性泛发性银屑病进行期，危证。

[辨证] 风邪侵袭，湿热蕴久，兼感毒邪，伤及气血。

[治法] 疏风解表，清热凉血，解毒除湿，通经活络，健脾和胃。针、灸并举，拟针、灸为主，待皮癣消退后再投托里扶正的汤剂，因患者服中西药过多，已耗伤阴血，气血两亏，不宜再服凉血解毒之类药剂，而针灸之法可达到清热解毒、凉血除湿之目的，还能提高患者的免疫功能。

[处方]

**（1）组：俯卧位**

大椎三棱针点刺出血加拔火罐，意在清热凉血、解除恶寒、祛风湿。消肩背痛、乏力。

肺俞透风门、心俞透厥阴俞、膈俞、胆俞透肝俞、胃俞透脾俞、肾俞、气海俞、大肠俞，毫针刺。

至阳用三棱针点刺出血加拔火罐。

命门直接灸。

委中邻近浅静脉处放血加拔火罐，拔出物为稀薄血液并带泡沫。

中枢，毫针刺，治疗胃痛。

腰阳关，毫针刺，调补肾气、利腰膝、祛寒湿。

上述透穴针尖均向上逆经为泻法，待病机好转再施补法，针尖向下，顺经为补。

**（2）组：仰卧位**

百会、头维、头临泣、率谷透角孙，毫针刺。

印堂、太阳，三棱针点刺出血微微挤压。

攒竹透鱼腰、膻中、中脘、天枢、大巨、血海、足三里、三阴交、曲池、合谷、列缺、内关，毫针刺。

曲泽邻近浅静脉用三棱针点刺放血，血量为黄豆粒大3～5滴。

**（3）组：俯卧位**

百会、上星、悬颅、风池、风府毫针刺。

胆俞透肝俞、胃俞透脾俞，针尖向上。

**（4）组：仰卧位**

建里、水分加温针灸。

神阙放灸架直接灸30分钟。

气海、照海、阴谷、然谷、公孙、太溪，毫针刺。

**（5）组：每周在背部选两个三角刺血疗法点**

方法同红皮症治疗。

5组穴每次治疗只取1组，15次为1个疗程，隔日治疗1次。双侧取穴，留针30分钟。治疗前让患者将长发剪掉，以便治疗。

［**方释**］以上诸组之穴，（1）（2）组穴均在其他证型银屑病病案中说明了穴意及配伍功能，在此不再重复。在此，仅将重点穴及配伍加以论述。

头临泣系足少阳胆经、足太阳膀胱经与阳维脉之会。足少阳胆经主治胸胁、肝胆、热性病及头侧部、眼、耳、咽喉等症。该患者头部的脓疱性皮癣严重，咽喉痛，眼上、下眼睑都为脓肿，耳也是脓疱肿胀。足太阳膀胱经之穴最多，有67穴，其中49穴列于头面部、项部和背腰部之督脉的两侧，余18穴则列于下肢后面的正中线上及足的外侧部，本经所行之处都有皮损，从头的睛明穴始至足小趾末节外侧的至阴。患者脓疱性银屑病的病变漫布全身，从头至脚。足少阳胆经与足太阳膀胱经同为阳经，又同为由头走足，同为阳降之经。头临泣一穴可以通调胆经与膀胱经。

率谷穴透角孙。率谷系胆经与膀胱经之会穴，角孙系手太阳小肠经、手少阳三焦经和足少阳胆经之会，率谷、角孙同位于侧头部，角孙又能治疗耳郭部红肿脓疱，率谷可治偏正头风，两穴相配，再配风府、风池、头维、上星、前顶及太阳、印堂刺血疗法，及以上各组腧穴，头部的脓疱银屑病，日渐消退。

建里、水分均可治疗腹胀、胃胀、不嗜食，除浮肿。神阙穴具有健运脾阳、和胃理肠、温阳救逆作用。气海为生元气之海，具有补肾虚、益元气、振阳固精之功。阴谷系肾经之合穴，有滋肾清热的作用。然谷系肾经的荥穴，可治咽喉肿痛、自汗、盗汗、月经不调。照海系阴跷脉所生之处，也是八脉交会穴之一，通阴跷脉，有通经活络、清热泻火之功。配列缺可治扁桃体炎，配支沟治便秘，配太溪治尿黄便秘、月经不调、下肢皮癣、全身乏力。肾经为一身之本，如肾虚弱会影响肝，肝肾精血不足会影响身体功能。笔者在治疗皮肤病中十分注意补肾经这个根，因此在治疗顽疾中每每取得理想效果。

脓疱性银屑病患者经过 4 个疗程告愈，第 1 个疗程后，患者高热、便血愈；第 2 个疗程后，饮食大进，咽喉痛症状消除，睡眠好，背部的皮癣见消退；第 4 个疗程后从头至脚脓疱皮癣全部消退，一切不适之症已解除。皮肤呈正常状态，但指（趾）甲并未恢复正常，停止治疗后，嘱患者继续服方药。正如明朝医家王肯堂指出"大脓出，败肉去，红肿消，当用黄芪、人参、当归、白术大剂补之"，故待患者临床症状消失后，投方如下：

生黄芪 40g、党参 15g、白术 15g、山药 10g、当归 10g、赤白芍各 10g、女贞子 10g、肉苁蓉 10g、杜仲 10g、枸杞子 15g、茯苓 15g、天麦冬各 15g、炙甘草 10g。

方解：生黄芪偏走表，托里排脓，敛疮收口；党参健脾胃、益气补血；白术健脾燥湿；山药补脾胃，益肺气，强肾；当归补血活血、润肠通便；白芍养血荣筋；赤芍活血散瘀、凉血、消肿；女贞子滋补肝肾；肉苁蓉温肾阳、润肠通便；杜仲滋补肝肾；枸杞子补益肝肾；茯苓利水除湿、宁心安神；麦冬滋阴润肺；甘草补脾、清热解毒、润肺，调和药性。

该患者曾因为久治不愈，两次自缢，幸被解救。今经针灸方法治愈，能解除患者的苦痛，我感到很欣慰。

患者病照与康复照见书末图8。

【小结】

通过以上数则病案的论述，希望读者能够认识到针灸治疗银屑病的良好效果，也希望读者在今后采用针灸方法治疗银屑病的过程中，要从整体观念出发，对四诊收集的症状认真进行辨证，辨明阴阳、表里、寒热、虚实。由于本病热象往往比较明显，容易导致临床医生关注表证、热证，在治疗上也容易运用清热解毒的方法，只治表而忽视里证。"古人善用针灸者，视五态乃治之，盛者泻之，虚者补之。"患者长期罹患银屑病，必有阴阳偏盛偏衰，脏腑功能失调，在针灸组方中必须有泻有补，泻中寓补。同样，在投中药处方时，如按常规，脓疱性银屑病，一般要给予清热凉血解毒的药物，如水牛角、生地、白茅根、大青叶等，但我却给刘某施以托里扶正之品，这就是因人制宜的道理。笔者在临床中，综合运用针灸方法，既可清热、解毒、凉血，又能调补内虚，疗程短，见效快。患者普遍反映，在疾病得到治疗的同时，自己的身体素质也得到了加强，这就是标本共治的成果。

## 二、多形红斑

多形红斑又名多形渗出性红斑，是一种急性炎症性皮肤病，多发于春秋两季，故在古医书中记有"雁疮"的说法。如《诸病源候论·雁疮候》记载："雁疮者，其状生于体上，如湿癣、病疬，多著四肢，乃遍身。其疮大而热，疼痛。得此疮者，常在春秋二月、八月。雁来时则发，雁去时便瘥，故以为名。"

本病症状特点：皮疹呈多形红斑，常对称发生于手足背及关节附近，新旧皮疹常重叠出现，自觉疼痛或发痒。严重者累及黏膜可出现大疱、糜烂，伴有高热、头痛、乏力，有的患者还可并发肾脏病变，如尿检可见蛋白尿、血尿等。

【典型病案】

杨某，女，28岁。1999年10月12日初诊。

主诉：双足背起红斑1年余，瘙痒，时起水疱、糜烂。红斑遇暖则轻，遇冷则重。经诊为"多形红斑"。

［临床症状］双足背及膝关节附近均起有皮肤红斑，呈圆形，大小不等，最大的红斑约 3cm×3cm，周边微隆起，呈环形，膝关节内侧红斑相互融合，暗红色，有水疱，有的水疱溃烂渗出黏液。手足发凉，大便稀，小便清长，舌质淡，舌苔白，脉沉细。月经色淡，提前 1 周左右，来潮时小腹胀疼，平时白带多。

［病因病机］本病多因血热或内有蕴湿，或因饮食不节，复感风热或风寒之邪，以致营卫不和，气血凝滞，郁于肌肤。

［辨证］脾湿内蕴，复感寒邪。

［治法］健脾除湿，温经散寒。

［取穴］

**（1）组：仰卧位**

中脘、天枢、气海、阴陵泉、足三里、三阴交，毫针刺。

神阙，隔姜灸。

气端点刺放血如珠（每周只施治 1 次，各足只大趾及四趾放血，余穴延续刺之）。本病寒湿较重，此穴又位于根结，阴阳经相交之处，可清虚阳，泻寒湿，复营卫，消斑疾。

**（2）组：俯卧位**

委中点刺出血 30ml。

脾俞点刺加拔火罐。

肝俞、胆俞二穴毫针刺，针尖向脊柱方向斜刺入 8 分。

肾俞毫针刺，上加温针灸连续 3 段。

大肠俞直刺 0.5cm，为与天枢俞募相配。

**（3）组：仰卧位**

中脘加温针灸。

天枢、气海加温针灸。

双膝内外膝眼屈膝取穴直刺入 8 分，上加温针灸 1 段。

阳陵泉、阴陵泉、足三里、下巨虚加温针灸 1 段。

陷谷（此穴为胃经输穴，是经气由此注入的部位。取本穴不仅能健脾利湿，降胃之浊气，而且能调肝利胆。又，红斑发于足背，邻近取穴，效果更佳）。

以上 3 组穴轮流取之，隔日治疗 1 次，10 次为 1 个疗程。患者治疗 16 次红斑得消，身体恢复正常。

## 三、中毒性红斑

本病是因为中毒而引起以全身性或局限性红斑损害为特征的一种变应性皮肤病。中医学记载的"诸物中毒""中毒红丹"与本病相类似。

本病症状特点：多由于饮食不洁，或食用腐烂之品，细菌感染后引起呕吐腹泻、发热，继而身上出现猩红热或麻疹样大片红色斑块，全身不适，自觉灼热刺痒，压之退色，多见于青少年。

【典型病案 1】

邵某，男，14 岁。1999 年 8 月 6 日就诊。

母亲代诉：昨晚饭后，又食不洁烧烤，当夜腹痛呕吐，又觉皮肉痒痛，第二日早晨发现多片红斑。

［临床症状］上吐下泻，体温 38.1℃，胸腹部、面部、背的脾俞、胃俞部均发有类猩红热样大片红斑，自觉灼热刺痒。小便黄，舌质红，苔白腻，脉弦数。

［病因病机］饮食不洁，损伤胃肠，内生湿热，湿热结毒，火毒外发于肌肤。

［辨证］湿热结毒，热入营血。

［治法］清热凉血，解毒利湿，调理肠胃，通经活络。

［处方］

（1）组：俯卧位

大椎点刺出血加拔抽气罐。

脾俞透胃俞。

委中穴邻近浅静脉处放血 3 滴。

脊中穴为督脉穴，为通阳化湿之要穴，毫针斜刺 0.5 分、上放大蒜饼，施隔蒜灸 15 分钟。

（2）组：仰卧位

璇玑穴可利上焦水湿，清胃中毒热，配紫宫穴可理腹气，治疗呕逆上气，又，两穴位于病灶，故取。

上脘、中脘近胃，刺之可降胃气，化湿升清。

神阙穴隔姜灸 15 分钟。

天枢穴可调理肠胃，配足三里。

**（3）组：仰卧位**

商阳穴用 30 号毫针点刺出血 1～2 滴。

合谷穴用 30 号毫针浅刺。

列缺穴用 30 号毫针斜刺 0.3 分，配曲池、外关穴。

印堂穴、太阳穴用 28 号毫针点刺出血如珠。

以上 3 组穴轮流施治，隔日治疗 1 次。首取 1 组穴后当天晚上 8 点体温即降到 37℃，孩子睡眠安静，第二天早晨体温为 36℃。隔日取 2 组穴，孩子配合较好，一周内 3 组穴轮流施治。再一周又观察吐、泻已止，红斑变淡。治疗两周共 6 次，全身大片红斑消退，尚留色素沉着，孩子精神良好，嘱其食流食 3 天，停止治疗。

**【典型病案 2】**

王某，男，6 岁。1996 年 8 月 8 日就诊。

母亲代诉：昨天中午进食西瓜及肉类烧烤，下午腹痛，晚间上吐下泻，体温 37.8℃。去儿童医院就诊时，发现身起片片红斑，又咨询皮肤科医生，诊断为中毒反应，用药后仍腹痛、吐泻不止。特又就近求诊。

［临床症状］面红，体温 38.3℃，腹痛，呕吐，溏泻，精神萎靡不振，双上肢、腹部、背部、股部均发有红斑。

［病因病机］饮食不节，毒邪入于营血，发为中毒性红斑。

［辨证］饮食不洁，内生湿热，湿热结毒，入于营血，火毒外发于皮肤。

［治法］清热凉血，解毒利湿，调和肠胃，活血通络。小儿的生理特点为脏腑娇嫩，形气未充，机体的各器官功能均未发育成熟，处于"稚阴未充，稚阳未长"的状态。因此，对小儿治病要格外注意，只能施点刺法和灸法。同时，又因为儿童机体器官敏感，也容易治愈。

［处方］太阳、印堂、合谷、商阳，用 34 号毫针点刺皮肤表面，即刺浮络。

膻中、中脘、神阙，医者右手持艾条，施走灸，走过一次左手按摩一次，由上而下走灸 10 分钟；灸足三里。此法可以热引热，清胃肠湿毒。

侧卧位,回旋灸命门,走灸脾俞、胃俞、脊中、大肠俞(可健肠和胃,调和营血)。

大椎点刺出血,委中点刺出血,清热利湿,解毒凉血。

在治疗中小儿安静,仅治疗 3 次,诸症得除,红斑亦消。在肠胃恢复期嘱饮食清洁,食稀粥,禁食生冷。另服启脾丸 10 天。

[方释]膻中、中脘、神阙三穴均位于任脉。任脉为"阴脉之海",膻中穴是心肺之气聚会之处,有补益心肺之气、疏通心肺脉络的良好功能,称为"上气海"。神阙,有调节内脏功能的强大作用,大补阴阳二气,为治疗脾阳不振引起的肠胃疾患的最佳穴位,笔者善取此穴。

大椎、脊中为督脉之穴,督脉为"阳脉之海",大椎点刺出血退热快,为清热凉血要穴。脊中穴可治腹痛腹胀、呕吐、溏泄,施灸法,患者自觉胃部发热舒适并排气,为调理肠胃的要穴。

## 四、玫瑰糠疹

玫瑰糠疹是一种常见的急性发疹性皮肤病,其特点为皮疹淡红色,表面有细碎鳞屑,春秋两季常见,好发于青壮年。与《外科正宗》记载的"风癣如云朵,皮肤娇嫩,抓之则起白屑"相类似。

本病症状特点:发病初常见在身体某处出现一块淡红色斑疹,逐渐扩大成圆形或椭圆形,边缘有轻度炎症,继之上覆有细碎糠秕样鳞屑,后 2 周左右会发现躯干及四肢陆续出现大小不等的淡红色斑疹,呈对称性分布,有微痒,消退后不留痕迹。本病多能自愈,但体质虚弱者患本病必须治疗。

【典型病案】

龚某,女,22 岁。1999 年寒假期间来门诊就诊。

[临床症状]患病半年,皮疹淡红色,呈泛发性对称性皮肤损害,形似云朵,搔抓起细碎鳞屑。心烦急躁,口渴纳呆,大便干、小溲黄,舌质红、苔薄黄,脉弦滑。月经提前五六天,来潮前腰酸怕冷,小腹喜暖。

[病因病机]本病多因血热,复感风邪,内外邪搏,热毒凝结,郁于肌肤,闭塞腠理而发病。

[辨证]肾阳虚亏,脾失健运,热蕴血分。

[**治法**] 强肾健脾，清热凉血，疏风止痒，通经活络。

[**处方**] 肾、脾两经脉为主，兼取督脉、膀胱经、三焦经等穴位。

**（1）组：俯卧位**

大椎点刺放血加拔火罐。

肺俞透风门，针尖向上。

脾俞透胃俞，针尖由脾俞进针透胃俞（施迎随补泻法的泻法）。

肾俞直刺加温针灸。

关元俞直刺加温针灸。

委中浅静脉点刺放血约 10ml。

**（2）组：仰卧位**

膻中平刺，针尖向上顺经刺（补法）。

中脘、天枢、足三里、三阴交、公孙、太白。

曲泽浅静脉点刺放血，血量黄豆样大 3～5 滴。

内关直刺，支沟直刺 8 分，太溪直刺 5 分、局部有触电感觉，公孙直刺 5 分、局部酸胀感，留针 25 分钟。

太白点刺出血少许。

**（3）组：俯伏位**

百会平刺。

风池针 5 分，向对侧眼部刺入。

风府平刺，针尖向下刺 5～8 分。

曲池直刺 0.8～1 寸，针感（麻胀）向上向下放射。

后溪针 0.5～1 寸，针尖向手心刺，针感麻胀并放散手指。

阴陵泉针 5 分。

上巨虚直刺 1 寸，针感麻至足部。

阳陵泉直刺 1 寸，针感酸麻胀，并沿经向下放散至足。

**（4）组：仰卧位**

中脘、天枢直刺。

神阙上放灸架粗艾条施灸 30 分钟。

关元直刺 8 分，上加温针灸。

血海、足三里、三阴交、照海刺 5 分。

以上四组穴轮流取之，隔日治疗 1 次，10 次为 1 个疗程。

[方释] 取大椎刺络放血、委中浅静脉点刺放血、曲泽浅静脉点刺放血，其目的是泻血分之热邪，"凡治病必先去其血，乃去其所苦"。笔者认为坏血不除，新血难生。故凡治病首先酌症泻血为益。

膻中配肺俞可益气宣肺、疏风热。支沟系三焦经的经穴，三焦在生理功能方面有主人体诸气、通行元气、总司全身气机和气化的作用。所以笔者在临床中注重三焦经之穴位的应用，如该患者便秘，即取三焦经之支沟泻大肠之邪热。同时，再配肾经的照海以通利小便，如此，可导内热外出。

通过以上诸经整体调理，治疗 10 次后背部皮疹开始消退，脾胃功能也得以改善，纳呆、心情急躁等症均已消失，继上方施治，治到 16 次时皮疹全部消退，治疗 20 次后告愈。

这一例难治病的告愈又一次证明了治疗皮肤病必须辨证准确，内外共治，以调脏腑为主，以求本为要，除沉疴才能得心应手。

## 第二节　与血管病变有关的皮肤病

本节论述包括周围血管疾病中的血栓闭塞性脉管炎（中医称为脱疽）、静脉曲张性小腿溃疡（中医称为臁疮）及皮肤血管炎性疾病过敏性紫癜。由于这 3 种疾病其主要症状在皮肤上均有重要显现，故本书统称为与血管病变有关的皮肤病。

### 一、血栓闭塞性脉管炎

本病多由于交感神经功能紊乱，肢体内大、中、小动脉血管发生痉挛，引起肌肉、脉管组织缺氧缺血，日久肢端焦黑、坏死，甚者指（趾）节脱落。本病中医称为"脱疽"，认为系血脉周流受阻，络道瘀塞不通，肢端缺血供养，从而导致肢节脱落。《灵枢·痈疽》指出："发于足指，名曰脱疽，其状赤黑，死不治；不赤黑，不死。治之不衰，急斩之，不则死矣。"《外科启玄》记载："足大趾次趾或足溃而脱，故名脱疽，是脾经积毒下注而然……若色紫黑者急斩去之，如黑上至踝骨不治。"又如《外科正宗》记载:"夫脱疽者,外腐而内坏也……黑气侵漫,相传五趾,传遍上至脚面,其疼如汤泼、火燃,其形则骨枯筋练,其秽异香难解。"

中医认为,本病多因脾肾两虚,阳气不足,气血不充,外受寒湿,以致气滞血凝,经络阻隔,气血不能濡养四肢末端而发病。

本病多发于下肢,患肢发凉、发麻、痉挛、刺痛、皮色黯然无光,出现间歇跛行,足背动脉微弱或消失,太溪脉不见。指(趾)甲增厚,粗糙而脆,刺痛反复发作,夜间疼甚,日久因缺血缺氧皮肤变焦黑或溃疡坏死。

笔者在临床中一般将本病分为三种证型:阳虚寒凝型、血瘀郁热型、阴虚湿毒型。

## (一)阳虚寒凝型

主要症状:患肢发凉、麻木,局部皮色苍白,触之冰凉,或有结节(串结),伴有阵发性疼痛,遇热痛轻,舌淡、苔白,脉沉细。

**【典型病案1】**

多玛,女,38岁,蒙古族,某大学教师。2001年10月10日求诊。

1989年被诊断为多发性脉管炎,经中西医治疗十余年,未见明显好转,疼痛,遇冷及在夜间加重。

[临床症状]双上肢、下肢温度明显偏低,双上肢肩至肘有串结,双下肢小腿内侧有结节,触摸时疼痛,上下肢皮肤色苍白,小腿抽痛、转筋,脉沉细,舌质淡、苔白,大便稀薄,睡眠不安。

[病因病机]患者处于寒冷地区,脉络寒滞,气血不能输布全身,致周身不能濡养,久之经脉瘀结。

[辨证]脾肾阳虚,寒湿凝滞,脉络不通。

[治法]温肾补脾、振奋心阳,祛寒通络、活血化瘀,疏通经脉,温化寒湿。

[处方]

**(1)组:俯卧位**

大椎粗艾条重灸30分钟。

命门重灸30分钟。

肾俞直刺加温针灸。

脾、胃俞平刺,由脾俞进针透胃俞,施迎随补泻法的补法。

委中浅静脉放血加拔火罐,血量绿豆粒大3～5滴为宜。

承山直刺加温针灸。

**（2）组:仰卧位**

膻中、中脘、天枢、气海。

曲泽浅静脉放血加拔火罐。

内关、血海、足三里、三阴交、公孙。

**（3）组:天应穴**

在结节部位施豹文刺出血加拔火罐。一次选2～3个部位。

**（4）组:仰卧位**

膻中、中脘、气海、曲池、太渊、偏历、下巨虚、冲阳、公孙、太溪、飞扬。

中成药另服回阳通络丸。

［**方释**］放血疗法,取委中、曲泽浅静脉及局部结节部位施豹文刺加拔火罐,如不适合拔罐部,可用手挤压出血,后用消毒棉球擦干净,并用消毒纱布敷盖、用胶布固定,以防感染。可随血拔出寒湿之邪,达到通经活络、畅通气血、结节得消、通则不痛的目的。

（1）组中大椎为手足三阳与督脉之会,功能疏风散寒,通一身之阳气,温煦全身,加之采用重灸法疗效更佳,再配督脉之命门可培元补肾,配肾俞可滋补肾阴,阴阳互补可达阴平阳秘。脾俞透胃俞,可振奋脾胃阳气,可助运化,除水湿,调营血。恶血不出则新血难生,故委中放血,可活血化瘀通络。承山穴可舒筋活络,是治疗小腿转筋的最佳选穴。

**【典型病案2】**

李某,女,73岁,工人,江苏镇江人,1989年5月3日经亲友介绍来京诊治。

主诉:患脉管炎已经20多年,开始是脚内外踝肿痛,在当地医院诊治为结节性脉管炎,服过消炎药,然疼痛越来越重,走路困难,病久觉全身疼痛,肩背发出好多疙瘩。

［**临床症状**］初发时,双足内外踝肿胀,发凉僵硬,日久皮肤变为青紫色,疼痛严重。在当地医院治疗多年(消炎为主),病情不见好转而越发严重。

［触诊］从双脚至两肩背发现很多串珠状的结节，有大有小，大如小枣，小如蚕豆，触之疼痛不忍，皮色苍白不温，夜间疼痛加剧。脉沉细，舌质紫暗，苔黄，大便秘结，小溲黄，纳一般。

［病因病机］脾肾阳衰，兼感寒邪，阳气衰不能温煦周身。

［辨证］脾肾不足，寒凝络阻，气血双亏。

［治法］补益脾肾，温经通络，活血化瘀，兼施针灸、刺血疗法，内服中药。

［处方］

**（1）组：俯卧位**

从足太阳膀胱经论治，取如下各穴。

大椎穴：为督脉穴位，督为阳脉之海，本穴为手足三经经气汇聚之处，为阳中之阳，擅散风邪，除寒湿、温经通络。项又为风寒湿侵袭之处，易致脉络闭阻、经气凝泣，温灸本穴，如雪中送炭，可使寒湿得化，风邪得祛。在本穴施灸盒重灸40分钟，在灸的过程中注意随时清除盒内的艾灰。这就是"益火之源，以消阴翳"。

至阳穴：系督脉穴位，此穴之旁为足太阳膀胱经之膈俞穴，膈之上乃纯气之府，血为阴，气为阳，督脉至此而达上焦阳部，故曰至阳。此处正为患者发结节之处，寒湿困于肩背部，此处阴有余而阳不足，宜灸本穴以助其阳，阳气布于体内，则寒湿结节得消。施隔附子饼灸，将艾炷放在附子饼上，点燃，待火烧完后将灰除掉，再放艾炷连续灸30分钟，将附子饼取下。附子药性极阳，其热性为强。

五脏俞主治五脏病，故取背俞穴，膀胱经脉"主筋所生病"，《类经•疾病类•十二经病》张介宾注："周身筋脉，惟足太阳为多、为巨，其下者结于踵，结于腨，结于腘，结于臀，其上者挟腰脊，络肩项……皆足太阳之水亏而主筋所生病。"

**肺俞透风门**：肺俞属膀胱经，为肺之背俞穴。肺合皮毛，若肺气不宣，腠理不固，可致肺气不能固表，皮下生结节，故宜补益肺之精气，补气养血，宣肺疏风，以利湿、驱寒。透风门，风门为背上风之门，若卫外固秘，则风门闭，邪无从入；若卫外不固，则风门大开，风寒侵袭，先入此门，"最虚之地，便是客邪之所"。取肺俞透风门，可将风邪拒之门外。毫针从肺俞进透风门，平刺、上放灸盒，灸 30 分钟，随时清除艾灰。

**心俞透厥阴俞：**两穴皆为背俞穴，可治心血不足，有疏通经络、促进血液循环、防止血流不畅的作用。平刺，补法，针上放灸盒，灸 30 分钟。

膈俞穴：系背俞穴，八会穴之一，《难经》曰"血会膈俞""血病治此"。取本穴可滋阴养血，阴血充沛，血流通畅，就不会体内生结节，故在此穴双侧进针，补法，30 分钟。

**胆俞透肝俞：**二穴互为表里，《素问·金匮真言论》记载"东方青色，入通于肝"，肝藏血，所以肝血能源源不断地输送给人体，使人体受到滋养。若肝血不足，血不能滋养人体，则肝阳偏亢，阳不能养阴，虚阳泛滥，人体必生疾患。取本穴可补肝血、制虚阳，亦可应用"俞募配穴法"，配肝之募期门穴，以育阴潜阳，养血柔肝，肝血足，阴阳平衡，则无虚之忧。胆为少阳之府，《针灸甲乙经》记载："夫胆者，中精之腑，五脏取决于胆。"肝胆同刺可和解少阳，使胆不能泛热，施毫针刺，从肝俞刺入透胆俞，平刺法，上加隔姜灸，1cm 厚的姜片扎密孔，但不能扎透，上加艾，灸 30 分钟。

脾俞、胃俞：二穴互为表里，同为背俞穴，脾俞为脾气转输之所，气血生化之源，有除水湿、助运化、补脾阳、益营血之作用；胃俞为胃气转输之处，有振奋胃阳、健脾和胃、化湿消滞的作用。李东垣曰"中湿者，治在胃俞"，故取二穴，可治疗心脾两虚、气血双亏之证。施毫针刺，从脾俞刺入透胃俞，平刺法，上加隔姜灸，留针 30 分钟。

章门穴：为肝经穴，脾之募。针章门，能调动五脏气机，补脾益气，脾为气血生化之源，若脾弱则经气不能输布周身。"脏会章门"，章门又是足少阴、足厥阴之交会穴，能治心脾两虚，脾经气注心中，补脾心亦得补，故心病可取本穴；本穴又气通肝肾，有补肝血肾阴之功，肝肾阴血充沛，心肾相交，则心阳稳居心中，行其温煦作用，可疏泄肝木，使肝郁不存，气结消散。

肾俞穴：为膀胱经背俞穴，因久病失养，而致肾阳耗损，髓海不温不能养体，出现形寒肢冷，血流不畅，致使皮下出现结节。取肾俞以温补肾阳，填补元气，命门火旺则髓海温暖，血不凝滞，而体内得养。可采用灸法，穴得艾温，助阳之力更著，施毫针直刺 5～8 分，上加温针灸，灸 30 分钟。另，肾俞穴中间为命门穴，系督脉穴，在此穴施隔附子饼灸 10 分钟，升阳效果更佳。

委中穴：为膀胱经合土穴，擅治腰背、手足厥冷，"腰背委中求"。膀胱主司小便，刺之可通调水道，使邪有路下，并疏通经络，除瘀通滞。本穴施浅静脉刺血疗法，用三棱针在浅静脉上点刺出血，血量以 70～100ml 为宜，若出血量不够可拔火罐，体内的寒湿风邪均可随血而泄，除疾患最佳。

足窍阴穴：为胆经之井穴，五行属金。肝经气盛，肝郁气滞，则全身气机不利，经脉气阻，阴阳气机不相接续，而发寒厥逆冷。金克木，木气之下，金气承之，金气不足，则木气旺无所制，刺金穴以制肝木，令肝气条达，气机通利，经脉无阻，阴阳和化，而无肢冷寒湿之症。本患病邪缠身多年，肝郁气滞是肯定的，故取本穴点刺出血 3 滴，使邪气随血而下。

**（2）组：仰卧位**

中脘穴：为任脉穴位，脐上四寸取之，胃之募穴，八会穴中的腑会。亦系手太阳小肠经、手少阳三焦经、足阳明胃脉和任脉之会穴。是治疗脾胃疾患最常用穴之一，而且能治疗怔忡、脏躁、癫狂、高血压等内科疾病，还可治疗妇科、皮科等病症，故称"腑会中脘"，是治疗脾胃疾患的要穴。配大肠的募穴天枢，有调中和胃、理气健脾的作用；足三里是治疗多种疾病并兼强壮的穴位，是胃经的合穴，四总穴之一，有疏通经络、调和气血、补脾胃的作用；阴陵泉为脾经之合穴，可清化寒湿、通利三焦；公孙是脾经的络穴，八脉交会穴之一，有调脾胃的作用；与以上诸穴及脾胃背俞穴相配伍，可除寒湿风邪。

足三里穴：为胃经之合穴，又为胃之下合穴。脾胃为后天之本，足三里为土经土合，对扶正、祛邪极为重要。脾胃病，无论阴阳虚实，皆可取之。因久病（本案患者患此病 25 年之久）中气耗伤已甚，气虚清阳不升，浊阴不降，故周身疼痛不已。此穴补法，补中升阳，清阳升，浊阴降，则病邪消。毫针刺补法，并针柄上加温针灸 40 分钟。

巨阙穴：位于心下，属任脉，为心之募穴。心为大主，心脉从胸走手，阴寒凝滞或心血内阻，心阳不展，心经阳气不能从胸至手，手不温则全身不得温，故风寒湿凝聚于体，久之结节盘踞于皮下。取本穴主要调动心阳，使心阳温煦周身，促使消散结节。施补法，由上脘上 1 寸进针平刺 1.5 寸，上加隔姜灸，灸 30 分钟。这时患者微微有热感。

局部治疗：本病案系疑难病症，对肩背盘踞的寒湿结节必须施刺血疗法，"宛陈则除之"。用小三棱针在大结节周围扎三针，中间扎一针，上加火罐，留罐 10 分钟。起罐后注意观察分析罐内之血，黑紫色并带有稀黏状的水，说明有瘀及寒湿液。对较小的结节，亦用小三棱针浅刺一些，并拔火罐。局部治疗每周治疗 1 次为宜，每次刺大结节 3～4 个、小结节 3～5 个，左手捏住结节，右手刺。

本病案为疑难病案，必须针药并举，投方如下：

制附子 10g、肉桂 10g、淫羊藿 10g、党参 15g、生黄芪 30g、归尾 15g、赤芍 10g、苏木 10g、鸡血藤 30g、牛膝 10g、玄参 30g、细辛 3g；

制附子、肉桂、淫羊藿、党参温经散寒，健脾补气；生黄芪、归尾、赤芍补益气血，活血通络；苏木、鸡血藤活血通络；牛膝、玄参滋阴补肾；细辛散寒止痛。

［方释］以上针灸取穴，背部取穴以督脉及足太阳膀胱经穴位为主，两经脉之经气相互贯通，所得效果更佳。针法多，主要为升阳气。任脉为阴脉之海，一阴一阳调和平衡，"阴平阳秘"，则脾肾阳虚、寒湿得治。温肾补脾，祛寒通络，并加服中药，10 次为 1 个疗程，本患经过 6 个疗程的治疗，彻底治愈。

［小结］这位高龄老人远道而来，患脉管炎已经 20 多年，正气已衰。初诊之时，老人一派阳虚状态。触诊时，在其肌体上触及数不尽的大、中、小结节，大者形如大枣，中如蚕豆，小如芸豆，双脚浮肿、已埋没内外踝骨。太溪脉、股动脉，均触摸不到。对其能否治愈，笔者心里没底儿，但又不忍心将老人拒之门外，思前想后，最终为求救人一命而收治。收治后，采取针灸、刺血疗法，并加服中药，经过半年多的时间，老人终于康复。后据了解，患者再无复发。

## （二）血瘀郁热型

主要症状：患肢皮肤发紫暗色，行走剧痛，夜间痛甚，纳差，舌质红或紫暗、苔黄腻，寸口脉沉细涩，太溪脉触摸不到。

【典型病案】

刘某，女，58 岁，原是新华书店售货员，2000 年来门诊治疗。患病 10 余年，久治无效且症状逐渐加重。

［临床症状］双下肢肿胀，足肿，触之有压痛，双内踝有 11cm×3cm 黑紫塌陷坏死肌肉，大脚趾色紫暗。舌质紫暗，脉沉细涩并有间歇，小溲频数，大便干，纳可。

［病因病机］中气不足，阴血亏损，经脉不通，湿热下注。

［辨证］血瘀络阻，阴虚郁热，寒热相搏。

［治法］活血通络，养阴清热，祛湿毒之邪。

［处方］

**（1）组：俯卧位**

大椎穴点刺加拔罐放血黄豆样 3～5 滴（1 个疗程中只放 1 次血，余者加灸架重灸 30 分钟）。

心俞、厥阴俞毫针刺，针尖向脊柱刺入 1 寸。

膈俞、脾俞、胃俞毫针刺，针尖向脊柱刺入 1 寸。

至阳穴放灸架直接重灸 30 分钟。

肾俞点刺加火罐拔血 2～3 滴（肾俞穴第 1 个疗程只放 1 次血，余者只用毫针刺）。

委中浅静脉放血 3～5 滴。

承山毫针刺加温针灸。

昆仑毫针刺。

凡毫针刺均留针 30～40 分钟。

**（2）组：仰卧位**

中脘毫针刺加温针灸。

天枢毫针直刺。

神阙拔火罐。

曲泽浅静脉点刺放血。

内关、血海、足三里、公孙、绝骨、太冲、太溪、冲阳、行间。

**（3）组：仰卧位**

阴陵泉、阳陵泉、阴谷、关元。

内踝局部坏死处治疗，用三棱针于周围密刺，间隔 0.5 寸刺一针，用手挤压出血，然后用消毒干棉球擦干净，在针眼上抹上鱼石脂药膏或珍珠解毒软膏，再用纱布包扎好。下一次局部围刺，用 28 号 1.5 寸毫针，针尖向患部中心刺入，留针 40 分钟，中间行针 2 次，平补平泻法。由于肌肉坏死没有弹性，进针时指力、腕力要稳准。起针后有的针眼会出血，依然用消毒棉球轻擦干净，再涂上鱼石脂药膏用纱布包扎好。

大敦点刺放血。

以上三组穴轮流治疗，隔日治疗 1 次，10 次为 1 个疗程，治疗 2 个疗程后，局部要换生肌散（市售中成药），用法：将生肌散用水搅拌成糊状，涂在患处，包扎方法同上。同时内服活血通脉片（市售中成药）。

［方释］心俞、厥阴俞均可疏通心络，调理气血，配内关穴可使冠状动脉供血畅通，消除心律不齐、结代脉。至阳穴位于督脉，督脉统督一身之阳气，灸至阳可振奋心阳，理气宽胸，促进血液循环。

肾俞、太溪、阴谷、关元相配：肾为一身之本，肾俞是治疗多种病症的要穴，可滋阴补肾；阴谷为肾的合穴，有滋阴清热的作用，主治股内廉疮、小腿疼痛；太溪穴系肾经的原穴、输穴，可治疗两腿生疮、足跟痛等症，并能调补肾气、强健腰膝、安神益脑；关元穴系小肠之募穴，足三阴经与任脉之会，又为三焦之气所生之处，为培肾固本、补益中气、回阳固脱之要穴。

中医治病求本，必须坚持整体观念，故又取中脘、天枢、足三里、阴陵泉、公孙，再配脾俞、胃俞。中脘是胃之募穴、八会中的腑会，是治疗脾胃疾患的要穴；天枢是大肠的募穴，有调中和胃、理气健脾的作用；足三里是治疗多种病的穴位，是胃经的合穴，又是四总穴之一，有疏通经络、调和气血、强健脾胃的作用；阴陵泉系脾经之合穴，可清化湿热，通利三焦；公孙是脾经的络穴，八脉交会穴之一，有调理脾胃的作用。以上腧穴及脾胃背俞穴相配，可除水湿、助运化、补脾阳、益营血，气血生化有源，有利病体康复。

经过以上针对性治疗，仅 4 个疗程，原骨内廉塌陷肌肉坏死恢复，肌肉丰满，心电图检查也已正常。步履正常。8 年后随访未见复发。

## （三）阴虚湿毒型

主要症状：患肢剧痛或灼痛，外形枯槁，甚则焦黑坏死，或肉烂筋腐，指（趾）脱落，面色晦暗或苍白，心烦，纳差，舌质红绛、苔黄腻，脉滑数、洪大或弦数。

【典型病案1】

郝某，男，58岁，工人。1988年10月15日求诊。

右小腿痛已三月余，外侧灼热剧痛尤甚，并有麻木发热感，严重影响睡眠。

［临床症状］右小腿外侧有9.7cm×4.5cm黑暗硬块，触之剧痛，有热感，指压色不变，未破溃，足背动脉搏动微小，脉弦数，舌绛、苔黄厚腻，纳呆，大便干燥，小便黄。

［病因病机］正气不足，肺胃积热，感受寒湿，寒极生热，湿热阻络，其疼痛较甚而有定处，麻木酸楚，实为疽候所致。

［辨证］郁热灼阴，肝胆湿热，湿毒凝滞，发为硬结（疽）。

［治法］养血解毒，活血利湿，通经活络。

［处方］

**（1）组：俯卧位**

大椎点刺放血加火罐，拔出黑紫色血（如黄豆大小3～5滴），待血色转红，即停止。

肝俞、胆俞点刺出血加拔罐，厥阴俞、心俞点刺放血加火罐。

膈俞、肺俞毫针刺，针尖向脊柱方向刺1寸。

委中浅静脉放血加拔火罐，处理同大椎穴。

**（2）组：仰卧位**

膻中毫针刺，针尖向上。

中脘、大巨毫针刺。

曲泽浅静脉放血，出黑紫色血如黄豆大小3～5滴，待血色转红，即停止。

阳陵泉施捻转补泻法的泻法。

血海、支沟、内庭、太冲、侠溪、内关。

**（3）组：左侧卧位**

局部痛点用三棱针做三角刺，深度1分。放血加拔火罐。火罐拔出的血色紫暗而黏并带有稀水样液体，说明有瘀血及湿毒凝滞于小腿。第一次做三角刺；第二次做毫针扬刺，即周围四针，中间刺一针，中间的一针加温针灸；第三次用灸盒做粗艾条灸在患处直接灸30分钟，配阳陵泉、绝骨、行间、足三里。

［方释］以上三组穴，是根据患者的病因病机而组，患者嗜烟，每日近百支，舌脉一派郁热之象，又，长期吸烟，肺气虚损，肺气虚则肤腠开，为风湿所乘，湿毒、热毒阻塞脉络，则气凝血瘀。所以重点采用刺络放血及浅静脉放血之法，可除瘀利湿、清热解毒、调气活血。

因病灶发于足少阳胆经循行部位，是肝胆湿热下注而致，故取肝俞、胆俞施点刺放血加拔火罐。再配心俞、厥阴俞可疏通心络、通经活络、疏肝理气、调和气血。膈俞为八会穴之一，《难经》曰"血会膈俞""血病治此"，与血海、足三里、内关诸穴共用，有起脉、鼓动脉管内血液流通的作用，并可生血养血，使脉管血液得以充盈。

中脘为八会穴中的腑会，胃之募穴，配大巨、支沟、内庭可调理肠胃，疏通大肠，治疗便秘，消除黄腻舌苔，改善食欲，以恢复肠胃的正常功能。

阳陵泉胆经之合穴，也是八会穴之一，《难经》曰"筋会阳陵泉""筋病治此"，有疏肝利胆、清泄湿热、强健腰腿的作用，再配肝经之原穴太冲可疏肝理气、通经活络，行间为肝经之荥穴，有清热泻火、疏经活络、调气的作用。

以上腧穴施术手法，有补有泻，一般养血的穴如膈俞、足三里等用补法，荥穴如行间、内庭施泻法，余穴平补平泻，隔日治疗1次。该患者的治疗收效明显，仅用一个疗程10次告愈，左腿硬黑块消失，肌肉组织恢复正常，已没有痛感。

**【典型病案2】**

刘某，女，56岁，北京市昌平区市民。

双内踝溃疡18年，西医诊断脉管炎，曾行手术治疗，但没有控制病情发展。

［临床症状］双腿内踝溃疡面9.1cm×4cm，溃疡面分泌淡白色黏稠

物,有腥臭味,大趾已变黑紫色,足背及踝以上浮肿,心烦,失眠,脉滑,舌苔白腻。

[辨证分析]刘某与上例郝某虽同为血栓闭塞性脉管炎阴虚湿毒型,但其病因病理却有区别。郝某素体实热,肺胃积热,舌苔黄腻,脉洪数,大便燥结。而本例患者素体一派虚、寒征象,腰腿痛、大便稀、小溲频,纳差,怕冷,欲热食,舌苔白腻,脉滑,疮面晦暗、肉烂筋腐,疮溃正在三阴经、三阴交穴处,此属气血虚弱、阴寒。因脾肾两虚,阳气不足,气血不充盈,又外感寒湿,致气滞血凝,经络阻隔,气血不能濡养四末而发为脱疽。

[治法]温肾补脾,养阴解毒,疏通经脉。

[处方]

**(1)组:仰卧位**

百会毫针平刺,针尖向后顺经施补法。

中脘、天枢温针灸,关元重灸。

下巨虚、血海、足三里。

溃疡面先用双氧水棉球清洗,然后用碘酒消毒、酒精棉球脱碘,用28号1寸半毫针围刺,间隔1cm刺一针。在毫针留针过程中,用粗艾条在疮面上走灸30分钟。30分钟后起针。再用珍珠解毒膏涂疮面,然后用消毒纱布块敷盖、用绷带包扎好,保持24小时。

**(2)组:俯卧位**

大椎毫针刺,肺俞、心俞、厥阴俞、脾俞、胃俞(针尖向脊柱刺入8分)、肾俞(加温针)、气海俞,留针30分钟。

委中邻近浅静脉放血3~5滴。

起针后再仰卧治疗疮溃,方法:在溃疡面周围用小号三棱针放血,每间隔0.5寸刺1针,深度1~2mm,见血后用双手挤压出血,出血后用消毒棉球轻轻擦干净,不能用力按压针孔,以防病气下陷,然后将珍珠解毒膏涂在针孔上及疮面上,消毒包扎程序同上。

**(3)组:仰卧位**

膻中平刺、上加灸架直接灸。

中脘、天枢、关元加温针灸。

血海、足三里、下巨虚、内庭。

双足大趾气端穴点刺放血。

**（4）组：仰卧位**

膻中平刺、上加灸架直接灸。

中脘、天枢、气海（加温针灸）、血海、足三里、阳陵泉、绝骨。

双足窍阴点刺放血，曲泽穴邻近浅静脉放血，血量不够加拔火罐；再配内关穴。

局部溃疡的治疗完全同（1）组穴的方法。

以上四组穴轮流治疗。隔日治疗 1 次，10 次 1 个疗程，该患者只治疗 18 次即痊愈，双腿内踝疮溃愈合，肉烂筋腐症状已消，长出正常肌肉，但皮色显棕色（1 年后皮色恢复正常）。在治疗过程中内服左归丸、人参白术丸。待疮口完全愈合后，又投方药：党参 15g、生芪 20g、生熟地各 15g、当归 10g、白芍 10g、山药 10g、黄精 10g、杜仲 10g、牛膝 10g、淫羊藿 10g、制首乌 10g、白术 10g、茯苓 15g、大枣 5 枚。服 10 剂。

另：创面疮溃时涂珍珠解毒膏，待分泌物已清消干净而且再没有异物渗出时，开始长新肉芽时要换为生肌散外涂（生肌散水拌为糊状涂在患处），包扎同上。

[体会]

1. 在取穴中，患者虽为虚寒证，但寒极生热，热极灼伤阴血，因此首先取委中、曲泽穴点刺放血，以速泄湿毒，再配荥穴行间、内庭、经外奇穴气端放血以清热解毒，取足三里，最能调理胃肠及三焦之气机。

2. 笔者注重灸法，《针灸大成》指出："气盛则泻之，虚则补之，针所不为，灸之所宜。阴阳皆虚，火自当之。经陷下者，火则当之。经络坚紧，火所治之，陷下则灸之。"另外，还有许多古医家论灸法，如古代医家祁坤认为，灸法不仅能祛风寒湿痹，而且能以热引热。临床施灸每每取得特效。

3. 笔者又根据王肯堂："大脓出，败肉去，红肿消，当用黄芪、人参、当归、白术大剂补之，令气血滋茂，新肉易长也。"配合补益气血、温肾补脾的方药，使患者得到了较快的恢复。

2 年后患者健步来到门诊道谢，并说："本应锯腿的病，我能好得这么快，实在难得……"

## 二、静脉曲张

### （一）单纯性静脉曲张

中医认为，本病多发于下肢，男女都可发生，年龄多见于 40～60 岁，其病因、病机多为长久站立，或体质虚弱，或感受寒湿，或肥胖、孕妇腹压增高，下肢回血受阻，致使血液循环障碍而使大隐或小隐静脉扩张、曲张。临床表现为下肢浅静脉扩张或弯曲，凝聚为筋瘤。肢体伴有肿胀，触诊压之可陷。《医宗金鉴·外科心法要诀》记载："坚硬紫色，累累青筋，盘曲若蚯蚓状者，名筋瘤。"

**【典型病案1】**

陈某，女，50 岁。从事炊事员工作多年，站立时间比较长，曾用中药热敷，当时感觉舒服，但筋瘤不消。

[临床症状] 双下肢静脉曲张，左下肢筋瘤较多，白天上班，晚上回家即感疼痛，用泡脚缓解。触诊有压痛，压之筋瘤有活动，筋瘤周围皮肤淡红色。脉弦而微细，大便稀，小便：凡触凉水即下尿。面色微黄，纳可。

[病因病机] 患者从事站立工作多年，并感受寒湿，素体气血不足，致使血行不畅。

[辨证] 素体虚弱，脾肾阳虚，致气血不足，血行无力。

[治法] 利湿通络，温通经脉。另加服中药，培补脾肾。

[处方]

**（1）组：俯卧位**

大椎、至阳、命门：三穴置灸架，用粗艾条重灸 30 分钟。施灸过程中由医者监视艾条燃烧状况，及时调整艾条，清理艾灰。

肾俞：直刺，上加温针灸，培补肾阳。

脾俞、胃俞：平刺，由脾俞进针透胃俞，施迎随补泻法的补法。可培补脾之运化，促进胃的消化，使脾运化水谷精微能力增强并输布于各脏，各脏有血，脉道血液循环流利，使筋瘤不再发。

委中：浅静脉点刺放血，血量 3～5 滴为宜。

承山：直刺加温针灸。

**（2）组：仰卧位**

膻中、中脘、天枢、气海：膻中针尖向上平刺1.5寸。

曲泽：浅静脉点刺放血加拔气罐。

内关透外关、血海、足三里、三阴交、公孙。

**（3）组：局部治疗**

对蚯蚓状筋瘤施治。

在双下肢曲张病变处施截刺，碘伏常规消毒，用3号三棱针点刺，速刺3针，均为微微出血，最后将血擦干净，用消毒纱布包扎好，令患者24小时内不动纱布。

在筋瘤体上，施刺血疗法，每次双腿各刺1个筋瘤。筋瘤如同芸豆大小，可用三棱针在筋瘤体斜刺，按压出血；若如樱桃大小，可用3号三棱针在筋瘤底部施三角刺，刺后加拔气罐，留罐8～10分钟。起罐后注意观察分析血象，如其血是发黑黏稠的瘀血，又夹杂泡沫或稀湿，说明既有炎症又有寒湿。

通过上述治疗，患者双腿疼痛感逐渐消失，走路轻快有力，治疗10次之后，宣告病除。为巩固疗效，给患者开补阳还五汤12剂，嘱其在家按时、按量服用。半月后，患者来复查，观其患处，筋瘤已除，曲张尽消，精神开朗，乐观向上，纳好，大、小便正常。

**【典型病案2】**

邱某，女，49岁，律师助理。1995年3月门诊部就诊。

主诉：从事律师工作已有十余年，因工作性质东奔西跑，调查访问，有时还会去东北、内蒙古等严寒地区调查，时间长了，发现大小腿都出现青筋，且出现大小不等的筋疙瘩，走路过多则疼痛难忍。至某医院诊治，医生建议手术，患者因畏惧拒绝手术，又行中医中药治疗半年，疼痛有减，然筋疙瘩仍硬、未能消除，故慕名来诊。

［临床症状］双大腿下部，膝盖下胫骨两侧，发有多个大小不等的筋瘤，并伴有静脉曲张，筋瘤色紫，触之坚硬。筋瘤周围皮肤颜色淡红，小的筋瘤周围皮肤颜色无明显变化。久站疼痛，面色微黄，大便稀。饮食喜热，畏凉食。脉搏微缓，舌质紫色，舌侧面有齿痕，苔白腻。

［病因病机］脾为后天之本，患者素体阳虚，心脾阳气虚弱，脾运化

失调，故不能供养心血，心血不足，则人体脉道失于通畅，血液循环失常，经络阻滞，瘀血凝结成筋瘤。加之患者七七之年，月事已闭，经气下降，阳气虚弱，腠理空虚，故患本病。

［辨证］心脾两虚，心血不足，脉络空虚，经络阻滞，久之凝结成筋瘤。

［治法］健脾和胃，养血通脉，活血化瘀。

［处方］

**（1）组：俯卧位**

取督脉，配伍足太阳膀胱经穴。督为阳脉之海，膀胱经位于督脉两侧，共主阳气。

大椎穴：与手足三阳经气汇聚，为阳中之阳。

肺俞穴：肺主一身之气。

厥阴俞、心俞：毫针由心俞透厥阴俞，针尖向上平刺，留针40分钟，上加灸盒。

膈关穴：位于第7胸椎棘突之下，旁开3寸，为补血养血要穴。平刺、针尖向下，迎随补泻法的补法，留针30分钟，上加灸盒，灸30分钟。

肝俞、胆俞：由胆俞进针透肝俞，针尖向上，平刺、泻法，留针30分钟。

脾俞、胃俞：由脾俞进针，针尖向上，平补平泻，留针30分钟，上加灸盒，灸30分钟。

肾俞、命门：肾俞穴毫针直刺，针柄上加温针灸，取1寸艾条插在针柄上，连续用3个1寸艾条，针下加一硬纸片，以防烧伤皮肤。命门穴位于肾俞中间，平刺，上加隔姜灸，姜片要大一些，用三棱针扎密孔（不要把姜片扎透），上放艾炷，连续用3个。

委中穴：取浅静脉针刺放血，若血流不畅，可加拔火罐，留罐10分钟。起罐后要观察拔出的血象，如果血液呈块状，证明与本病相符。

飞扬穴：位于踝骨外侧，直上7寸处，毫针直刺0.5～1.2寸，上加温针灸七壮（7个1寸艾条），针下加一硬纸片，以防烧伤。

**（2）组：仰卧位**

膻中穴：系任脉穴，位于胸前部，"气会膻中"，两乳之间陷中，平刺，针尖向下。

中脘穴：位于任脉，脐上3寸，毫针直刺入8分，得气后胀、麻或热感，沿任脉向上、下放散或向下外放散。

梁门穴：位于中脘穴外 2 寸，为足阳明胃经穴。毫针刺，针尖向中脘穴刺入 0.8～1 寸，可增强胃动力。

天枢穴：位于神阙穴外 2 寸，毫针直刺，0.5～1 寸，针柄上加温针灸，连续用 3 个 1 寸艾条。

丰隆穴：位于外踝上 8 寸。施三棱针点刺放血，黄豆大小 3～4 滴为合适。

内庭穴：荥穴，位于足二趾与足三趾之间的凹陷处，针刺 3～4 分，提插泻法。

足三里穴：位于膝下四横指、胫骨前缘外一横指，毫针刺入 0.5～1.5 寸，得气胀、麻，并沿经脉向上放散至腹部，向下放散至足趾。

另外，对筋瘤可采取局部治疗方法，在筋瘤上、下距 1cm 处，采用截刺法，即在浅静脉处施点刺放血，此方法可使筋瘤慢慢消除。1 周治疗 1 次。如双腿均有筋瘤，可同时各自放血 1 次，如筋瘤长在大腿或小腿肌肉上，刺后可加拔火罐，其效果更佳。

［小结］组穴之（1），首取督脉（阳脉之海），配伍足太阳膀胱经。肺俞为膀胱经穴，肺主一身之气，肺气宣降有力，可行气导滞，气畅则无邪壅之患，故气可养血。

厥阴俞、心俞，心为君主之官，若脾胃素虚，伤及阳气，耗伤脾胃，则脾气虚寒，纳呆。心属火生土，心气充而脾气得健，故取二穴补心气血，可养脾土。

肝俞穴，系足太阳膀胱经之背俞穴，患者素体虚弱，肝血不足，不能正常输入心血，肝气郁结，配胆俞，可泻肝胆邪热，理气宽膈，使肝气条达。肝属木，脾属土，在脾胃虚弱的病理状况下，肝气也易犯脾，故疏泄肝胆气机为要。

脾俞、胃俞，脾为生化之源，患者脾胃失和、运化无力，故刺脾俞、胃俞，健脾和胃。

肾俞穴，是肾的背俞穴，为肾气的转输之处，有滋补肾阴、强健脑髓、益聪明目、利腰肌的作用。

委中穴，系足太阳膀胱经合穴，为四总穴之一。本穴可舒筋活络，消筋瘤，泄热，强健腰腿。配肾俞，强健脑髓，脑可支配血液流通，可防止静脉郁滞，使静脉血管减少曲张。每周治疗 3 次，10 次为一疗程。本案治疗 12 次之后，告愈。

## （二）静脉曲张性小腿溃疡

静脉曲张性小腿溃疡，多由于静脉曲张引起局部血液循环障碍，造成皮肤深部组织坏死，常见单侧性，亦有双侧，好发于小腿。《医宗金鉴·外科心法要诀》记载："此证生在两胫内外廉骨，外廉属足三阳经湿热结聚，早治易于见效；内廉属三阴有湿，兼血分虚热而成，更兼廉骨皮肉浇薄，难得见效，极其绵缠。初发先痒后痛，红肿成片，破津紫水……日久疮色紫黑……年久顽臁，疮皮乌黑下陷，臭秽不堪……"

【典型病案】

贝拉，女，45 岁，侨居美国。1997 年笔者在孟菲斯朱迪诊所受聘时，贝拉前来求治。

患者在孟菲斯市超市工作，因两次怀孕生子，下肢静脉曲张严重，足踝部浮肿后至溃疡，虽经多次手术治疗，症状反复，难以愈合。

［临床症状］足踝部浮肿压之可陷，色黑暗，表面有污灰色脓液及分泌物，臭秽，溃疡面 6.3cm×4cm，周围皮肤微红，全身有不适感，步履艰难，脉弦，苔微黄，大、小便未见异常。

［病因病机］因湿热下注，经络阻滞，瘀血凝集，气血不通，肌肤失养，加之怀孕腹压增高，压迫下肢血脉不能上行而脉络瘀滞，日久溃破成疮。

［辨证］湿热下注，热毒壅盛。

［治法］清热解毒，利湿通络，温通经脉。

［处方］

### （1）组：仰卧位

"筋瘤"（下肢静脉曲张交错所形成的静脉团块）放血：左手捏着"筋瘤"，右手持 28 号毫针在瘤上做三角刺并加拔火罐，第 1 次治疗，每侧处理"筋瘤"2 处，第 2 次治疗，改为浅静脉截刺，每侧选 1 处截刺放血加火罐。两种方法应轮流施治，均能清除瘀血，使热毒随血而泄。

（2）组：仰卧位

中脘、气海毫针直刺加温针灸。

曲泽浅静脉放血。

内关、太渊毫针刺。

消毒疮溃病灶，溃疡周围用三棱针刺入 1 分放血，出血后不要按压针孔，用消毒干棉球轻轻将血擦净，疮面消毒干净后涂上珍珠解毒膏，然后敷上纱布块、用绷带包扎好。下一次禁用三棱针周围放血，改为用 1 寸 28 号毫针围刺。

（3）组：仰卧位

膻中、中脘、关元加温针灸。

足三里、阳陵泉、飞扬、昆仑、太溪、行间毫针刺，行间用泻法，余穴平补平泻。

经外奇穴气端（足大趾）放血。

（4）组：俯卧位

大椎点刺放血。

肺俞透风门、心俞透厥阴俞，用 2 寸 30 号毫针，针尖向上，迎随补泻。

肾俞、气海俞毫针直刺加温针灸。

委中邻近浅静脉放血黄豆样 3～5 滴，可视血量加拔火罐。

以上四组穴轮流治疗，10 次为 1 个疗程，隔日治疗 1 次，2 个疗程后告愈。

［体会］

1. 大椎、曲泽、委中、经外奇穴气端放血，疮溃周围放血，是很重要的处理方法。针刺放血可以疏通经络中壅滞的气血，协调虚实，调整脏腑功能，使气滞血瘀的一系列病理变化恢复正常，针刺浅静脉放血不仅能泻脏腑实火，还有排毒作用，临床证明凡治疗痈、疽、疮、溃、丹毒、疖肿等一些感染性疾病，在患处或浅静脉放血，可使毒液排出，若配合拔火罐则效果更佳，可起到立竿见影的效果，可谓法简效捷。

2. 膻中为八会穴中的气会之处，中医在治疗疾病的过程中，对于"气"是非常重视的，因为气行则血行，所以采用行气、理气、顺气等治疗方法，疏通气机以治壅滞。再配肺俞透风门，可调理肺气、疏散风邪。气海俞、关元毫针刺加温针灸，能培肾固本，补益元气，可治久治不瘥之病。

3．温针灸的疗效明确可靠，经得起验证。

## 三、过敏性紫癜

过敏性紫癜是一种皮肤、黏膜下及其他器官的毛细血管变态反应性出血性疾病，血液系统凝血机制并无障碍，其临床以皮肤反复出现瘀点瘀斑，常伴有腹痛、关节痛、肾脏病变为特征。本病类似于中医学的"葡萄疫"。《医宗金鉴•外科心法要诀•葡萄疫》记载："此证多因婴儿感受疠疫之气，郁于皮肤，凝结而成。大、小青紫斑点，色状若葡萄，发于遍身，惟腿胫居多。"

本病在临床上依据受累部位和程度的不同分为四型：①皮肤型（又名单纯性紫癜）；②关节型；③胃肠型；④肾型。

【典型病案1】

李某，女，34岁，韩国人。1998年12月26日就诊。患者16岁时，无明显诱因发病，长期接受西医治疗，时发时止，不能痊愈。

［临床症状］双下肢及背部有大小瘀斑，全身皮肤色黄，倦怠无力，精神不佳，月经色淡而量少，大便溏泻，小便清长，舌淡并有齿痕，苔白，脉细弱。

［病因病机］脾胃虚寒，脾不统血，血不归经外溢。

［辨证］中气不足，脾不统血，脾肾阳虚。

［治法］健脾益气，养血止血，活血通络，培补肾阳。

［处方］

**（1）组：仰卧位**

百会平刺1寸。

风府斜刺、针尖向下刺5分，针感以沉胀为主。

风池，针尖向对侧眼球方向刺入8分，针感以胀麻为主，并可向上放散至头顶。

风市，毫针直刺1寸，针感有时可麻至足小趾。

膻中平刺，针尖进入穴位捻转向上刺入1寸，针上加灸架施直接灸。

中脘，毫针刺8分，不提插不捻转以防伤及腹腔器官。

神阙放灸架直接灸30分钟。

气海毫针直刺8分加温针灸。

天枢、足三里、三阴交直刺。

**（2）组：俯卧位**

大椎点刺出血加拔火罐，第二次治疗时施直接灸，交替施治为宜。

膈俞针尖向脊柱斜刺8分。

肺俞刺法同膈俞。

脾俞透胃俞，由脾俞穴捻转进针，针尖向下透胃俞，即迎随补泻法的补法。

心俞针尖向脊柱刺入1寸。

肾俞、气海俞毫针直刺8分。

命门直刺0.5寸加温针灸。

委中穴邻近浅静脉处点刺出血如黄豆样大3～5滴为度，如血量不够可加拔火罐。

**（3）组：仰卧位**

百会平刺1寸平补平泻。

中脘、天枢、血海、足三里、丰隆、冲阳、内关，平补平泻。

以上三组穴轮流取之，10次为1个疗程，隔日1次。

［方释］（1）组穴首取百会、风府、风池、风市，风为百病之长，只有先祛风邪，气血才能得和，因此取了四个治疗风邪的要穴。百会属督脉，在头顶，"伤于风者，上先受之"，头为诸阳之会，督脉又统督一身之阳，故百会穴祛风宣阳作用最强；"风府者，藏风之府也"，为风邪聚藏之处，所以风府穴为治风之要穴；风池有通经活络，调和气血，疏风解热，清头开窍，明目益聪作用；风市可通经活络，疏散风邪，清湿热，强健腰腿，止痛止痒。

膻中、中脘、神阙、气海四穴位于任脉。膻中系足太阴脾、足少阴肾、手太阳小肠、手少阳三焦四条经脉与任脉之会穴，又是心包络之募穴，也是八会穴中气会之处。中医学认为，人体一旦气血壅滞就会形成多种疾病，患者的紫癜虽主要为脾不统血所致，但也有气滞的因素在内。所以在膻中穴平刺后上加灸法，即可调理上焦气机。中脘主治胃肠脾胃疾患,在此调理中焦气机,治疗患者的慢性泄泻,增强食欲。气海又名丹田,为生气之海,温灸气海,可益气固本,补下元之虚衰。灸神阙可治阳虚气陷、沉寒痼冷诸症,以培元固本,隔姜灸30分钟能止虚寒泄泻。

三阴交是临床常用穴位,可治疗多种疾病,为肝脾肾三阴经之会穴,故名为三阴交,功能补益脾胃、调和气血、滋补肝肾,故选用此穴,以求气血双调、阴阳平和。

在针灸治疗过程中服中药10剂,方药归脾汤:

炙黄芪15g、人参9g、酒当归10g、龙眼肉9g、炒酸枣仁6g、炒白术10g、茯神6g、远志6g、木香3g、炙甘草3g、姜3片、大枣5枚。

笔者体会,针药并举治疗紫癜疑难疾病,经验证明每每有效,如本案,只针灸1个疗程另服药10剂即告愈。

【典型病案2】

李某,女,37岁,韩国人。患下肢紫癜已20余年,在韩国多方寻医问药,均未见效。特慕名来诊。

[临床症状]双腿陈旧性紫癜,月经周期不规律,量少,紫色,有血块,有痛经史,腰酸,大便稀,溲频,脉微弱。

[诊断]肝肾阴亏,心脾两虚,脾不统血,溢于脉络。

[辨证]血热壅盛,血不归经,脾不统血,动脉管寒邪。

[治法]清热凉血,疏风散寒,活血通络,健脾和胃,养血,使血归经,培补肝肾。

[处方]

(1)组:俯卧位

大椎穴:督脉为阳脉之海,本穴又与手足三阳经气汇聚,故为阳中之阳。擅散风除寒,温经通络。项为风寒湿气侵袭,则脉络闭阻,经血凝滞,温灸本穴如雪中送炭,可令寒湿风邪得化,脾阳运化增强,生化有源,心血充盛,脾可统血,血可归经,不溢脉络。灸40分钟(粗艾条,放入灸架,随观察,除艾灰),灸后患者说脚下有热感。

涌泉穴:"伤于湿者,下先受之",而"寒气入经而稽迟,泣而不行,客于脉外则血少,客于脉中则气不通",故生痰,湿与寒结,伤下肢,阳气闭阻,不得升腾,致血凝滞,脉络不通,则下肢生紫癜。涌泉穴为肾经之井木穴,肾气发源于此,取之可育阴壮阳,阳气升腾,温寒化湿,寒湿除则气血通,气至病所。施灸法,将灸架绑在涌泉穴上,放入粗艾条,灸40分钟,医者随时观察,及时除艾灰。

大椎、涌泉2穴施灸后,患者诉浑身发热、有体热感。

膈俞穴:为足太阳膀胱经穴,"血会膈俞",血病治此。紫癜反复发作不愈,其因热邪伤阴,阴血不足,脾阳不振,不能生化,本穴可滋阴养血,阴血充沛则紫癜可消。施毫针刺入双侧,针尖向脊柱方向刺入,补法,两针中间隔姜灸40分钟。

**(2)组:仰卧位**

膻中穴:为任脉穴位,内直心包络,"气会膻中",可活血养血。气为血帅,心血充盛,肌肤得养。

中脘穴:系任脉经穴,足阳明、手太阳、手少阳与任脉交会穴,"腑会中脘"。阳明经多气多血,再加上三焦经擅治疗热性病,行气活络,故数取中脘调肚腹之疾。

天枢穴:系胃经在脐旁穴位,大肠之募穴。大肠为"传导之官",既可排毒,又可将糟粕排出体外,取本穴以和胃清热,凉血解毒,通调胃之经气,气血畅行,则肌肤不再生紫癜。

血海穴:系脾经之经穴,具有较强祛湿清热、调和气血的作用,为治疗皮肤病的要穴。

足三里穴:系胃经合穴,土经土穴,又是胃之下合穴,为滋补气血化生之源、健运脾胃之大穴。本穴既能补气血,补助脾胃,治疗血虚致厥,又能温阳化寒,祛寒气以治寒厥。毫针刺入0.8~1寸,平补平泻,留针30分钟。

阳陵泉穴:系胆经之合穴,又为筋会。寒邪伤于下肢,留而不去,少阳筋气机阻滞而为痹为痛,此穴可健脾土,化寒湿,调和气血,而疏筋利肌肤。

阳辅穴:为胆经火穴,可补脾土之不足,制肝木之偏盛,有益于胆经阳气而化寒湿,故治寒湿阻滞胆经致肝郁气盛之痹,只有填补脾土,令生化有力,消除外邪,脾统血,脉络归经,血不外溢,紫癜可愈,阳辅为邻近取穴。

阳陵泉、阳辅二穴均取毫针,刺入 5～8 分,平补平泻,留针 30 分钟。

隐白穴:系脾经之井穴。可调气血,益脾胃,又可调月经量少或有瘀血块,在本穴上放血 1～2 滴。

公孙穴:系脾经的络出,别走足阳明胃经,八脉交会穴之一,通于冲脉。可调理脾胃,增强生化之源,调经血,活血化瘀。毫针刺入 3～5 分,留针 30 分钟,平补平泻。

三阴交穴:为足三阴交会之所。刺之健脾祛湿、疏肝柔筋、补肾温阳,可治寒湿伤阳,阳气不得下行,久之,肌肤失养成疾。取双侧穴,毫针刺 5～8 分,针柄上加温针灸,40 分钟,此法为从阴至阳。

以上两组穴位,轮流取之,1 周治疗 3 次,经过 4 周,紫癜消失,疾病告愈。但是,尚留有色素沉着,然随身体不断恢复,终会消失。嘱咐她回韩国后服八珍汤,加生黄芪 40g、肉桂 10g、附子 5 片,10～16 剂。

## 第三节　变态反应性皮肤病

### 一、湿疹

湿疹是一种常见过敏性、炎症性、顽固性皮肤病,皮疹具有多形性,易于渗出,自觉瘙痒,常见对称发疹、反复发作、缠绵不断。泛发全身者,属于中医"浸淫疮""血风疮"等范畴,发于局部者,依发病部位不同,中医又称为"旋耳疮"(发于耳部)、"四弯风"(发于手足四弯)、"肾囊风"(发于阴囊部)等,婴儿湿疹中医称为"奶癣"。《医宗金鉴·外科心法要诀》在论述浸淫疮时说,"此证初生如疥,瘙痒无时,蔓延不止,抓津黄水,浸淫成片",主要"由心火脾湿受风而成"。

本病常见饮食不节或多食腥发动风之物,伤及脾胃,脾失健运,水湿停滞中焦,致使湿热内蕴,脾为湿热所困,再感风、湿、热邪,内外两邪相搏,充于腠理,浸淫肌肤,发为本病,"湿"性重浊黏腻,又易化燥生风,耗血伤阴,故本病易反复发作,缠绵不已。

湿疹多见于过敏体质者。按皮疹表现可分为急性、亚急性、慢性三种,但三者之间无明显界限,可以互相转化,也可同时存在。

急性湿疹特点为，急性发病，常对称分布，自觉剧烈瘙痒，皮疹表现为多形性，在红斑的基础上出现散在或密集的丘疹或水疱，经搔抓或摩擦后，水疱破裂，形成糜烂面，有浆液渗出，暂时干燥后还会渗出，或渗出后结成黄色痂皮。若渗液混有血液，结痂常呈暗红色或黑色；若继发感染则红肿显著，渗液为脓性，结痂则为污秽黄褐色或淡绿色。

慢性湿疹常由急性及亚急性迁延而成，也可一开始即呈慢性湿疹，常在同一部位发疹，经久不愈，反复发作，使皮肤逐渐增厚，皮纹理加深，呈暗红色或褐色，皮损表面常附有鳞屑，多见于下肢。自觉阵发性瘙痒，夜间或精神紧张、饮酒、食辛辣发物时瘙痒加重，病程缓慢，时轻时重。

笔者在临床中，常将本病分为三型论治：①热重于湿型；②湿重于热型；③脾虚血燥型。

## 【典型病案 1】

顾某，女，53 岁，于 1989 年 3 月 6 日就诊。

患湿疹十余年，满身痒甚，曾经西医治疗，初略有效果，但停药后症状更加严重。

[临床症状] 湿疹泛发全身，面部、前躯、后背、下肢糜烂多处，糜烂周围皮色呈淡红色，丘疱疹轻度潮红，渗水色黄而黏腻，有腥秽味，抓痕多处，有褐色痂。面色无华，舌体偏大，舌质暗淡，苔白腻，纳食无味，身倦无力，溲黄，大便常偏稀，脉弦滑。

[病因病机] 患者幼居南方，湿邪偏盛，久则脾为湿困，失健运之能，更致水湿内生，久则化热，湿热内蕴，兼感外邪，风湿相搏，内外交困，则生湿疹，久治不愈，湿邪不去而脾气更伤，则病程迁延，形成慢性顽固性湿疹。

[辨证] 湿热内蕴、湿热并重，脾失健运。

[治法] 健脾除湿，清热凉血，佐以培补肾阳，温通脉络。

[处方]

## （1）组：俯卧位

百会平刺泻法。

大椎点刺放血加拔火罐。

脾俞点刺放血加拔火罐。

胃俞平刺、针尖向上，施泻法。

三焦俞点刺放血加拔火罐。

委中穴邻近浅静脉处点刺放血如黄豆样大3～5滴。如血量不够，可加拔火罐。

**（2）组：仰卧位**

印堂、太阳点刺放血。

曲泽邻近浅静脉处放血。

中脘、天枢、气海、血海、足三里、三阴交、内关7穴，毫针刺，均平补平泻，气海加温针灸，留针30分钟。

**（3）组：俯卧位**

大椎用1寸针刺入3分，上放灸架施艾条灸30分钟。

肺俞透风门、心俞透厥阴俞，由第一穴进针，针尖向上，泻法。

脾俞点刺放血加拔火罐。

三焦俞点刺放血加拔火罐。

肾俞、气海俞直刺8分，针上加温针灸。

飞扬直刺1寸。

**（4）组：俯伏位**

百会平刺，平补平泻。

风府入发际1寸进针，针尖向下斜刺5分。

风池针8分，针尖向对侧眼球方向刺入，针感以胀麻为主并可向上放散至头顶至百会，或同侧额部或眼球。

胆俞透肝俞，泻法。

印堂、太阳、曲池、合谷毫针刺，平补平泻。

**（5）组：仰卧位**

中脘、天枢、水分、关元、足三里、三阴交、阴陵泉、内关、公孙、太溪。

隐白点刺后用手挤压，见血即可。或足大趾、次趾气端穴点刺放血如珠。

以上五组穴轮流取之，10次为1疗程，隔日治疗1次。在治疗过程中要随时仔细观察全身情况，如丘疹是否还在继发；旧疹是否还有渗液；结痂后的疹片周围是否还发红等，如果这些病变已消并未见再起新的水疱、自觉瘙痒明显见轻，就说明内邪已得到有效清除，病情正在向好的方向转化。这时要调整治疗方法，即将原来的刺血疗法的穴位改为灸法或单纯针刺法，如背俞穴可继刺透穴、针上放灸架灸 30 分钟，头面部的印堂、太阳改为针刺，不再放血。

经过上述治疗，仅 2 个疗程，湿疹即消除，随访 15 年，未见复发，其间未做任何中西医治疗。

[方释] 皮肤病治疗方法的确立必须遵循治病求本的思想，如在针对本患的治疗过程中，笔者关注脾、肾、肝三脏的治疗。

笔者取大椎、风池、风府、印堂、太阳可疏风解表、凉血。奇穴太阳为治疗面部皮肤病的要穴。

隐白穴系脾经之土井，有调气血健脾胃的作用，刺隐白放血可引湿痹之邪随血外出。

【典型病案 2】

方某，女，32 岁。1999 年 5 月 6 日初诊。

两小腿内侧始发红色丘疹，瘙痒，搔破后渗液，皮损由 1.5cm×1.5cm 扩大至 10cm×3.5cm，痒痛难耐。

[临床症状] 皮疹发在双小腿下部内侧，为对称性，下肢肿胀、糜烂，有渗出液，糜烂面上有黄色痂皮，溃疡面约 10cm×3.5cm，左侧皮损已感染、渗液为脓性并有污秽味，瘙痒无休。自觉身冷身重，口渴，口甘黏腻，心烦，大便秘结、小溲黄，舌质红、苔白腻，脉弦滑，月经错后七八天，色黑，有血块。

[病因病机] 询及患者长期工作忙碌，饮食没有规律，经常吃冷食肉类，喜冷饮，日久伤及脾胃，脾失健运，水湿内生，久则湿热内蕴，复感风湿热邪，内外两邪相搏，充于腠理，浸淫肌肤，发为浸淫疮。

[辨证] 湿热内蕴，复感热邪，湿热下注。

[治法] 清热除湿、利水消肿，佐以凉血、温经通络、健脾和胃。

[处方]

（1）组：俯卧位

大椎点刺加拔火罐，出血量如黄豆样大 3～5 滴为宜。

风门点刺加火罐，同大椎。

胃俞透脾俞，针尖向上，泻法。

肝俞，针尖向脊柱刺入 5 分，平补平泻。

三焦俞，刺入 1 寸上加隔姜灸。

大肠俞刺入 1 寸。

委中浅静脉点刺放血，血量同大椎，不加火罐。

**（2）组：仰卧位**

中脘、天枢二穴毫针各刺入 1 寸。

神阙放灸架，粗艾条直接灸 30 分钟。

气海针刺 1 寸、上加温针灸。

血海针刺 8 分、阴陵泉针刺 5 分，针感：局部酸胀、也可向下放散。

足三里直刺 1 寸、丰隆针刺 1 寸上加温针灸。

内庭刺 3 分。

隐白点刺放血，可挤足大趾腹出血。

公孙穴毫针刺。公孙系脾之络穴，又为八脉交会穴，通于冲脉。水湿困脾，蕴而化热，阻碍中焦，水道不畅。"脾为水之堤防，堤防利，则水道利"，此穴可健脾运湿。

**（3）组：俯卧位**

肺俞透风门，从肺俞进针 1.5 寸，透至风门，针尖向上，泻法，针感局部胀热。

心俞透厥阴俞，脾俞点刺放血加拔火罐。

胃俞用 1 寸半毫针向脊柱刺入 8 分。

三焦俞直刺、上加隔姜灸。

肾俞直刺、上加温针灸，命门隔姜灸 30 分钟。但需注意，肾俞温针灸与命门隔姜灸在 1 次治疗中不同时施用，即当肾俞单纯针刺不加温针灸时，命门再施灸。

**（4）组：仰卧位**

膻中平刺、针尖向上，平补平泻。

中脘、天枢针刺，不提插不捻转。

神阙放灸架，粗艾条施灸 30 分钟。

关元针刺、上加温针灸。

血海针5分。

足三里、曲泉、阴陵泉、三阴交均直刺、平补平泻。

太冲直刺3分，平补平泻。

中都直刺5分，平补平泻。

曲泽为心包络经之合，用三棱针点刺出血，可疏通心络、泄湿热、止疼痛。

溃疡面的消毒与治疗：首先将双小腿溃疡面用双氧水洗干净，然后用碘酒消毒，再用酒精棉球脱碘。第一次用三棱针周围点刺出血，间隔0.5寸施针，出血后用消毒干棉球将血轻轻擦干净，不要按压针孔，使出血持续一段时间，有利于排除病邪。第二次消毒方法同上，用1寸半毫针围刺，间隔1寸刺一针，用捻转补泻法，拇指向后，食指向前。施泻法时要观察患者忍耐程度，适可而止。2次治疗方法交替应用。最后用植物油调祛湿散敷在疮面上，再用消毒纱布块敷盖，然后用绷带包扎好。

以上四组穴轮流取之，10次为1疗程，隔日治疗1次，双侧取穴，留针30分钟。

该患者只治疗11次，溃疡面愈合，皮肤有光泽，瘙痒止，畏冷、口渴、口甜、心烦等症状消失，食欲好转，大小便正常，惟月经尚未见明显改善。嘱其2个月来复查，复查见双下肢肌肉丰满，触之有弹性，皮色为淡棕色（为色素沉着，日久可以消退），月经血块消失、经色也趋正常。

[小结]"伤于湿者，下先受之"，患者双下肢溃疡为湿毒下注，湿邪黏滞重浊，症状反复发作、缠绵不愈，治疗有一定困难，但应用针灸方法能够在不到1个月的时间内痊愈，说明本方法是值得重视的。

中医学认识疾病是从人体完整性出发，特别强调内因在发病过程中所起的主导作用。正所谓，"邪之所凑，其气必虚"，"正气存内，邪不可干"。特别是皮肤病的诊疗，不能就皮论皮，病皮治皮。

脾为后天之本，主运化水湿，笔者在组方中首先取了中脘、天枢、足三里、内关、神阙、脾俞、胃俞等振奋脾阳，健脾除湿；又配血海、膈俞，可养血护阴，气血盛则邪不可干。

同时还应培补肾气，肾为先天之本，脾为后天之本，两脏在生理上是先天和后天相互滋生与相互促进的关系，在病理上，肾阳不足，不能温煦脾阳可致脾阳不足，一旦脾阳亏损，不能运化水谷精微滋养肾脏，又会引起肾阳不足，致使肾阳虚，所以笔者在组方中注重脾、肾两经脉共调，因此取了肾俞、命门、关元、气海、太溪、三阴交等诸穴互配，培元补肾、固精壮阳。脾胃升降有序，必须依赖肝的疏泄，故又取肝俞、曲泉、中都、太冲，以疏肝理气、活血化瘀、通经活络、清湿热、利下焦、调和气血。

**【典型病案3】**

梅某，男，38岁，来自美国，2009年5月就诊。

患湿疹3年余，于美国多方治疗未见疗效，痛苦非常，经朋友介绍慕名来诊。

[临床症状] 湿疹发于颈部、背部、腹部，呈丘疹状，身体侧面也有大面积的湿疹，自觉瘙痒，搔之渗出，脉弦，舌质淡红，舌苔黄腻，大小便调。

[病因病机] 经询问，此人在美国经商，经常外出奔波，生活不规律，经常饮冷、嗜甜，又医治不当，曾经用抗生素及抗生素类药膏等。

[辨证分型] 湿热内蕴，兼感风邪，脾失健运，肾阳不足。

[治法] 清热利湿，健脾除湿，培补肾阳，通经活络。

[处方]

**（1）组：仰卧位**

大椎穴：为督脉穴位，又是手足三阳与督脉之交会穴。督主一身之阳，若阳经热盛，即可传及督脉，督为阳脉之海，本穴又与太阳交会，故为阳中之阳。施刺血疗法，泻之能清督热以凉血，平虚亢之阳，泻血以清热。阴阳平和，湿热得消。点刺3针，拔火罐，留罐10分钟，湿热随血而泻。

肺俞、风门：肺俞穴为膀胱经之背俞穴。肺主一身之气，本穴主补益肺之经气，补气养血，宣肺疏风，又能加强膀胱之气化，以利湿热。配风门穴，风门为膀胱经穴，为背上之风门，若卫外固密，则风门闭，邪无从入，若卫外不固，则风门开，风热侵袭，先入此穴，最虚之地，便是容邪之所，取本穴疏风固表，犹闭门拒寇，风热之邪不得入内。施刺血疗法，用三棱针在肺俞、风门穴各刺2针，出血后，用大号火罐拔住两穴，留罐10

分钟，风热湿邪随血而泻。

心俞、厥阴俞：心为君主之官，居于上焦、肺之华盖之下，主血脉。两穴均能促使血液循环，通经活络，并可补心以养脾，心气充而脾气得健，毫针刺入。从心俞透厥阴俞，平刺，上放灸盒，持续灸 30 分钟，注意清除灸灰。

肝俞穴：为肝之背俞穴。肝主疏泄，调和气机，若肝气不疏，则脉弦口苦，肝阳偏亢，阴不制阳，症见急躁。取本穴可补肝血，养血柔肝，肝血足，阴阳平衡，则气机平和。施三棱针点刺出血，加拔火罐，泻瘀滞，活血通络，留罐 10 分钟。

脾俞、胃俞穴：脾胃相表里，脾俞为脾气转输之所，气血生化之源，有除湿、助运化、补脾阳、益营血之功。胃俞有振奋胃阳，健脾和胃，化湿消滞的作用。东垣曰"中湿者，治在胃俞"，故治疗湿疹，调脾胃为重点。施三棱针各刺 2 针，出血之后，用大号火罐，将两穴拔住，留罐 10 分钟，湿热风邪随血而下，诸邪得除，气血生化有源，营血得旺。

三焦俞穴：三焦主一身之气，本穴位于督脉之悬枢旁，枢在中、主气之开闭，本穴在其旁，主气升降，取之可通三焦之气，泄瘀滞之热，故泻三焦，使湿热得消，用毫针泻法。

肾俞穴：为膀胱经背俞穴。患者因过度疲劳，久病失养，而致肾精耗损，髓海不温，而不能助脾阳。取肾俞以补肾阳，填补元气，命门火旺则髓海温暖。"肾主水"，若肾之阳气不足，三焦气化失常，就会引起水液代谢障碍，使水湿泛滥而生湿疹。所以必须采用灸法，穴得艾温，助肾阳力更著。针、灸并用，毫针直刺 5～7 分，针柄上加温针灸，30 分钟，在灸的过程中注意清除艾灰、再加艾卷。

委中穴：为膀胱经之合穴，所入为合，膀胱贮藏津液，行气化水，水之余为尿，由膀胱排出，若湿热之邪蕴结膀胱，则膀胱气化功能失调，水液潴留，湿热泛滥于体内，发为湿疹之疾。在此穴点刺放血，黄豆大小 5～8 滴，如血量不足，可加拔火罐，令湿热等邪随血而泻，湿疹得除。

**（2）组：仰卧位**

印堂、太阳：二穴点刺放血，可治颈部湿疹。

曲泽穴：为心包经之合水穴。心包为厥阴，肝亦为厥阴，其气相贯通，肝郁火旺患者，性急躁，心包亦必为火所困，故调心之合水穴，以水制火，则厥阴之火可降，肝火亦降，气机调和。点刺放血，两三滴即可。

中脘穴：为任脉穴位，腑会中脘。外感热病，湿由内生，湿热入阳明，"阳明之为病，胃家实是也"。邪热入里，必治以通降为顺。本穴为腑之会，泻之可降胃通腑，使阳明之邪热泻出，湿疹迅速消除。

天枢穴：为胃经在脐旁的穴位，大肠之募。大肠为"传导之官"，能排一切湿毒及糟粕出体外，取本穴以和胃清热、凉血、解湿毒。

足三里穴：为胃之合土穴，又为胃之下合穴。脾胃为后天之本，所生湿邪均因脾运不健，又脾胃气不和，故发湿疹。本穴可强健脾胃，气血生化强盛，气血充盛，体内湿邪自然无地可存。施补法，针刺上加温针灸。

局部治疗：患者背部大面积湿疹，分 3 片，在湿疹上点刺放血，点刺后加拔火罐；右侧大块湿疹，在外点刺，间隔 5 分，点刺出血，中间三角点刺，自然出血。局部治疗，只治疗 3 次，湿疹全部得消。

以上两组穴配伍，再加局部治疗，共计 10 次痊愈，至今没有复发。

【典型病案 4】

于某，女，25 岁，牙科医生，2009 年 5 月初诊。

面部湿疹 2 年多，经中西医治疗均未见效。对 12 种物品过敏（具体不详），极畏风寒，遇风加重。

[临床症状] 满脸大疱性湿疹，已蔓延至头颈部，自觉又痒又痛，渗出淡黄色汁水，面部色红糜烂。大便常年稀，有时为烂便，小溲正常。脉细弱，舌体胖，苔滑腻。饮食喜热，纳食不香，不敢吃冷食。患处疼痛、瘙痒，影响工作，常用手抓挠，破后流水，过敏性强，反复发作。

患者自述从小营养不良，其父母经常给她喂药，从小到大没有断过。

[辨证] 湿热并重，兼感风邪，湿热内蕴。

[治法] 清热利湿，佐以凉血，健脾和胃，培补肾阳。

[处方]

（1）组：俯卧位

大椎穴：为督脉穴位，阳中之阳。泻之能清督及与督脉交会之阳经之热以凉血，平虚亢之阳。用三棱针在大椎穴上点刺，并在此穴的上、下各点刺 1 针，见血拔罐。留罐 10 分钟，邪热随血而泄出。

肺俞、风门穴：在此两穴施刺血疗法，用三棱针各刺两针，随即拔火罐，留罐 10 分钟（两穴相距 1 寸，1 个大罐即可）。

脾俞、胃俞穴：为背俞穴。湿疹一证，主要是脾运化水湿功能失调，水湿泛滥于肌肤。脾胃为后天之本，气血生化之源，取二穴可补助阴血，阴血充盛，濡养肌肤，消除水湿，使湿热、风邪清除体外。对二穴施补法，由脾俞进针透胃俞，平刺，捻转进针，上放附子饼灸，或用 1 寸厚的姜片隔姜灸（姜片扎密孔，但不能将姜片扎透），上放艾绒，10 分钟放 1 次，共放 3 次，此法可达到健脾除湿和胃之功效。

肾俞穴：为膀胱经背俞穴。肾主水，如果肾阳气不足，三焦气化失职，就会引起水液代谢障碍，而导致水湿泛滥，使面部浮肿，并发为湿疹，故宜培补肾阳。患者常年烂便不成形，责之肾阳气不足，不能温煦脾阳。毫针直刺，命门穴在肾俞两穴之间，在命门穴上隔姜灸 30 分钟，注意清除艾灰。

**（2）组：仰卧位**

中脘穴：本穴为腑之会，治令脾胃之湿热邪气随腑气而降。毫针直刺 5～8 分，平补平泻，针柄上加温针灸，"益火之源，以消阴翳"。

天枢穴：为胃经在脐旁的穴位，大肠之募，大肠为"传导之官"，能排湿热毒邪出体外。脾胃水湿代谢失职，胃失和降，胃中湿热循经上冲而致面生疮。取天枢穴，和胃清热利湿，佐以凉血，胃经循面部而下行，泄天枢可通调胃气，气血畅行则面肿消失，疮亦消。

隐白穴：久病不愈，损伤脾气，脾气虚弱，不能濡养肌肤，则发出湿疹。本穴为脾经之井穴，"所出为井"，亦为胃经交止之处，取之可健脾理气，脾气健运，肌肤得养，则湿热得除。在此穴点刺之后，用左手挤压，见血即可。刺隐白穴放血，可引湿痹之邪随血液而下出。上病下取，使一切病邪从井下泻出。

**局部治疗：** 面部湿疹，呈现疱疹样，用三棱针在大疱疹侧面斜刺入底部，疱疹即可泻出淡色血及黄色状的黏性湿液，每刺 3～5 个疱疹后，用消毒棉球擦干净，在上涂抹"复方黄连膏"，药膏保留 24 小时，隔日治疗 1 次。此法为盛则泻之。

**（3）组：局部取穴**

印堂、太阳：二穴可活络疏风，泻湿热。印堂又位于督脉，督为阳脉之海，泻湿热力更强。

水沟穴：为督脉穴位，通于手足阳明。《灵枢·营卫生会》记载："人受气于谷，谷入于胃，以传与肺，五脏六腑，皆以受气，其清者为营，浊者为卫，营在脉中，卫在脉外，营周不休，五十而复大会，阴阳相贯，如环无端。"故可知卫气来源于脾胃中的水谷精微，若脾胃虚弱，则卫气不足，腠理不顾，毛孔失约，风寒趁机而入，犯于面上，使面部发为湿疹。取本穴可疏散壅塞之邪，并通过与胃经的联络，调整脾胃功能，运化水谷精微，如此则胃气得养，腠理固密，抵御外邪侵入。

局部三穴采用美容针，进针时要轻、慢，深浅要适度，出针时要捻转而出，泻法，出针后不要按压针孔，随即用艾条在面部进行灸疗 10 分钟，停灸后，用右手轻轻按压所灸部位几分钟。

以上各穴位配伍，再加局部诊疗方法，达到补虚泻实、扶正祛邪、调和营卫、宣通气血之目的。

［小结］本病案的特点：湿热并重；脾胃虚损；过敏性强；复发率高；缠绵不断。从 2009 年 5 月收治，到 2010 年 10 月，整整治疗了 1 年多，经精心调理、认真诊治，终于得以治愈。患者身体仍不够健壮，又用中药补之：

当归 10g，川芎 10g，白芍 10g，熟地 15g，炒白术 15g，茯苓 15g，党参 15g，生黄芪 40g，甘草 6g，枳壳 10g，木香 10g。30 剂。

患者 2015 年产下一女，母女平安。到 2017 年冬天，吃了多次涮羊肉，因羊肉属于发物，又从火锅店出来遭遇冷风，受风寒侵袭，患者旧病复发，又治疗一段时间才告痊愈。

此病症断断续续 7 年后又复发，说明其湿疹病症确为顽固性，且其过敏性极强。患者时已 33 岁，治愈后，嘱咐其多吃粗粮、少食膏粱厚味，不要过度疲劳，适当户外运动。

［体会］本医生收治过很多中、外湿疹患者，没有像本案一样愈后 7 年又复发者，这也考验我们中医治病的耐心、用心，千方百计为患者用"真本事"，起沉疴，除痼疾，才能使医患皆大欢喜。

## 二、荨麻疹

荨麻疹是一种常见的过敏性皮肤病，多发于春、夏、秋季，临床表现为局限性风疹块样损害，突然发生并迅速消退，愈后不留任何痕迹，有剧烈瘙痒及烧灼感。中医学称此病为"瘾疹""痞瘤"，认为本病总由风邪引起。《医宗金鉴·外科心法要诀》痞瘤条记载："此证俗名鬼饭疙瘩，由汗出受风，或露卧乘凉，风邪多中表虚之人，初起皮肤作痒，次发扁疙瘩，形如豆瓣，堆累成片。"

荨麻疹的主要病因有以下五点：①先天不足，禀赋不耐；②平时喜食鱼虾腥荤等易动风食品；③暴饮暴食，烟酒无节，胃肠积热；④卫表不固，风邪入客；⑤情志不遂，肝郁不舒，气机不畅，郁久化火，灼伤阴血。

本病根据病程一般分为急性与慢性两类。急性者常突然发病，局部皮肤瘙痒，随即出现大小形状不一的风团，呈鲜红、苍白或正常肤色，在一天之内可反复发作数次，时隐时现，严重泛发头面及全身，自觉灼热、瘙痒剧烈。消化道黏膜受累时，可有恶心、呕吐、腹痛、腹胀、腹泻、便秘等。如累及喉头及支气管黏膜，则出现呼吸困难、胸闷，严重者可窒息死亡。

反复发病持续3个月以上者为慢性荨麻疹，全身症状较轻，风团时多时少，长达数月或数年之久，治疗相对困难。

笔者在临床中，一般将本病分为四型：①风热型；②风寒型；③胃肠积热型；④阴血不足型。

【**典型病案1**】

梁某，女，21岁。1998年10月20日求诊。

昨日晚间突感面部发热，但体温测量正常，随即面部发痒，搔抓之后，风团满布，前往医院，诊断为荨麻疹，并注射抗过敏针剂，痒稍止，凌晨时，瘙痒复作，风团遍布胸背部。

[**临床症状**] 发病急，风团呈红色，灼热剧痒，遇热则加重，遇冷见轻，麻疹发于头面及上半身，伴有发热、恶寒、烦躁、咽喉肿痛、腹痛、大便干、小便黄，脉数，舌苔薄黄。

[**病因病机**] 卫气不固，风邪侵袭，邪热入于营血，气血不和。

［**辨证**］风热束表，肺卫失宣。

［**治法**］疏风清热，调理肺气，通利三焦气机，调和气血，通经活络。

［**处方**］

**（1）组：俯卧位**

大椎：督脉穴。用三棱针顺经点刺3针，自大椎起，间隔1cm，加拔火罐，留罐10分钟。

风门：第一次治疗用三棱针点刺放血加拔火罐，第二次用毫针刺，针尖向脊椎呈45°刺入0.8～1寸，捻转泻法。两种方法交替施治。

肺俞：针尖向脊椎呈45°刺入0.8～1寸，捻转泻法。

风池毫针刺，针尖向对侧眼方刺入5～8分，施泻法。

风府毫针刺，针尖向下斜刺3～5分。

脾俞透胃俞，从脾俞进针平刺1.5寸透胃俞，泻法。

委中邻近浅静脉点刺放血，如黄豆样大3～5滴为度。

**（2）组：仰卧位**

印堂、太阳二穴用西医采血的小皮针速刺放血，用手挤出2～3滴。

曲泽邻近浅静脉用三棱针点刺放血如黄豆样大3～5滴，如血出不畅可加拔火罐。

中脘、天枢直刺1寸，刮针柄数次，泻法。

神阙隔姜灸，放艾炷3次，灸30分钟。

气海毫针刺入1寸，上加温针灸，连续3段灸30分钟。

血海透百虫窝，施提插补泻法的泻法。

上巨虚毫针直刺1寸，"快进针，而慢出针，不按针孔为泻法"。

内庭捻转泻法。

支沟、公孙、太白：支沟穴系三焦经之火穴，三焦与心包经互为表里，刺之擅治三焦腑气，可泻三焦实热。

**（3）组：仰卧位**

印堂平刺，针尖向素髎方向刺入3～5分。

太阳，在目外眦上外方之凹陷处，针2～3分。

下关透颊车，用30号2.5寸毫针由下关进针平刺直达颊车，针感局部酸胀。

攒竹：用 30 号 1.5 寸毫针沿皮向外侧透经外奇穴鱼腰，直向丝竹空方向横刺。

曲池针 0.5～1 寸，针感以麻胀居多，常可上下放散，上至肩，下至手腕。

合谷直刺 8 分。

少商速刺放血，见血如珠即可。

[**方释**] 首取大椎，擅治阳证风邪，施刺血疗法可泻风热。风门有疏散风寒、宣泄诸阳之热，调理肺气的作用。肺俞有宣热疏风、调理肺气之功能。又配印堂、太阳二穴速刺放血，可活络疏风、镇静安神、疏风散热、清头目。曲池系大肠经之合穴，肺与大肠经相表里，针曲池有疏风解表、调和气血的作用，是治疗荨麻疹等皮肤病的要穴，又是强壮穴之一。合谷疏风解表、通经活络、安神、镇痛，少商系肺经的井穴（所出为井），速刺出血可清肺热，利咽喉。

曲泽浅静脉放血，可疏通心络、泄湿热；配委中（又名血郄，是足太阳经之合穴），可清热解毒、活血化瘀、通经活络，对血热导致的疮疡痈疽疔及各种皮肤病，施三棱针在其浅静脉点刺放血，每每奏效。

在治疗中，又注重调理脾胃、托里扶正，取中脘、天枢、神阙、内庭、公孙、太白等健脾和胃。又配祛湿清热、调和气血的血海穴，以求"血和风灭"之效。支沟系三焦经的经穴，可通关开窍，活络散瘀，调理脏腑，宣通气机，通调水道。三焦气机郁滞则相火易动且传变迅速，治风邪取三焦之穴支沟，可减火热，火热减则风热不起，且可通大便。

梁某的急性荨麻疹在治疗 3 次后诸症已消，皮肤光滑如初，为巩固疗效，继取强壮穴曲池及中脘、天枢、气海、足三里、三阴交治 2 次收功。

【**典型病案 2**】

黄某，女，20 岁。

初期，阴部、大腿内侧皮肤起风疹块，在医院诊断为荨麻疹，并注射抗过敏针剂，无效。

[**临床症状**] 皮疹发于腹部、阴部、大腿，呈粉白色，瘙痒，遇风冷加重。口不渴，腹泻、肠鸣，怕吃凉饭、冷饮，舌体淡胖、苔白，脉浮紧。月经提前 1 周左右，色淡量少，有痛经史，来潮时必须用热水袋温小腹，白带多。

［辨证分析］患者素体虚弱（阳虚），冲任不盈，天癸失调，抵御外邪无力，外为风寒所束。治病求本，冲任不调为其本病，荨麻疹为其标病，拟标本共治，扶正祛邪。

［治法］健脾和胃，培补冲任，温补肾阳，疏风散寒，温通经脉。除用针灸调补外并加服艾附暖宫丸。

［处方］

**（1）组：俯卧位**

大椎用三棱针点刺后不按压针孔，上放灸架，粗艾条施灸30分钟。

肺俞透风门。

肝俞、膈俞，针尖呈45°向脊柱方向刺。

脾俞透胃俞，针尖向上刺入1.5寸，平补平泻。

肾俞直刺8分，上加温针灸。

关元俞直刺8分，上加温针灸。

下髎直刺1寸，上加温针灸。

**（2）组：仰卧位**

膻中，针尖向上沿皮刺入1寸，顺经补法。

尺泽直刺1寸。

曲池刺8分，上加温针灸。

列缺，向肘部斜刺3分，逆经、泻法。

合谷直刺8分，补法，针感以胀麻居多，向手指或肘、肩部放散，有的传导至面部。

**（3）组：仰卧位**

中脘直刺1寸，平补平泻。

神阙隔姜灸，上放艾炷灸30分钟。

天枢直刺1寸，关元直刺1寸，不施手法，上加温针灸，加3～4段为度。

中极直刺1寸。

血海直刺1寸，上加温针灸。

足三里、三阴交、公孙。

以上三组穴轮流取之，隔日治疗1次，10次为1疗程。针刺后，留针

30分钟，灸30分钟。

［**方释**］患者素体气血两虚，首取六阳之会的大椎穴，先是点刺出血以疏风解表，后施灸法温通全身阳气，活血化瘀，通经活络，又配气会穴膻中通调脾、肾、小肠、任脉及三焦五条经的气机。

肾俞、肝俞、关元、血海、中极、三阴交六穴相配，可培补肾阳，疏肝理气，通经活络，养血活血，调经止痛。三阴交又有补脾胃、助运化、调和气血之佳能，中极除调经外还可培元助气化，清利寒湿止白带，又配下髎更可治痛经，白带多。

中脘是治疗脾胃疾患的重要腧穴，也是治疗皮肤病的要穴之一。神阙穴位于脐中，为先天之根蒂，凡阳虚气陷、沉寒痼冷诸症皆可灸之，以培元固本，温阳益火。天枢系大肠经之募，为治疗消化系统疾病常用要穴之一，有调中和胃、理气健脾之功。脾俞可除水湿、助运化、补脾阳、益营血。胃俞可振奋胃阳、健脾和胃、化湿消滞。再配胃之合穴足三里，可疏通经络、调和气血、健脾和胃、扶正培元、疏风化湿，又有保健强身预防疾病的作用。

以上三组穴互配成方，经过1个疗程的治疗，不仅荨麻疹治愈，腹泻、肠鸣、怕冷等阳虚证候得解。半年后追访，月经基本正常，不再痛经，经量正常，身体状况明显改善。

## 第四节 病毒性皮肤病

### 一、单纯疱疹

单纯疱疹是一种病毒性皮肤病，往往在人体抵抗力较弱时感染单纯疱疹病毒而引起急性疱疹，好发于唇部、鼻孔周围、面颊及外生殖器部位等皮肤黏膜交界处，本病易复发，无免疫性，属于中医学"热疮"范畴。

本病多因内有蕴热，外感毒邪，热毒互结郁于肺胃，上蒸头面或下注二阴而发病。

本病症状特点：患病前多有外感或劳倦史，患处往往先感灼热、瘙痒，数小时后出现红斑，继而出现密集性小水疱，破后露出糜烂面，干燥后结痂，自觉灼热痒痛，重症可致邻近淋巴结肿大。

【典型病案1】

邱某，男，35岁。1996年3月5日初诊。

嗜烟酒厚味。半月前发高热，扁桃体发炎，愈后又患单纯疱疹。

[临床症状] 唇部肿而有隐隐小水疱，鼻部周围也有密集的小水疱及小脓疱，大便干燥、小便黄，舌质红、舌苔黄腻，脉弦滑。

[病因病机] 饮食起居无规律，饮酒吸烟，多食膏粱厚味，肺胃积热于内，复感病邪于外，而发本病。

[治法] 清热解毒，调和脾胃，通经活络。

[处方]

（1）组：俯卧位

大椎：用三棱针先在大椎穴点刺1针，然后顺经向下再点刺2针，加拔火罐10分钟，不起疱为度。

肺俞：用三棱针先在肺俞穴点刺1针，然后逆经向上点刺2针，加拔火罐，留罐10分钟，不起疱为度，可清肺热解毒。

胃俞：用三棱针在胃俞穴上点刺1针，然后逆经向上点刺2～3针后，加拔火罐10分钟，不起疱为度，吸出血色为紫黑色。

厥阴俞、心俞：取厥阴俞、心俞二穴，用三棱针由心俞先点刺1针向上逆经间隔1cm点刺1针至厥阴俞见血，拔大火罐，将针眼都扣住以吸瘀血，可泻火除瘀，有助于肺复宣降之能。

（2）组：仰卧位

印堂用三棱针顺经点刺1针，挤压出血3～5滴，太阳穴双侧点刺1针，挤出1～3滴血即可。两穴施放血疗法，可泻面部毒邪，活血通络，调和气血。

口禾髎：擅宣通鼻窍，取本穴可疏鼻周气血，清热解毒，用半寸毫针刺2分，不可深刺，如深刺会使病邪入里。再配心包经之合穴曲泽、商阳放血疗效更佳。

尺泽：泻之可清肺热，肺热清则肺气调和，血随气运行于鼻周围以滋养，疱疹自消。

迎香：用1寸30号毫针向上斜刺入3分，施快进针而慢出针不按针孔的泻法。"热则疾之",可泻肺胃积热,解毒消肿,并配少商穴点刺放血。

曲泽:施三棱针在曲泽穴邻近浅静脉处点刺放血3~5滴。

合谷:可宣肺清热、通经活络、行气活血、消除疱疹。

厉兑:用小皮针速刺出血如珠,可清泄胃火,且可引胃中湿毒随血下出,为上病下治。

**(3)组:仰卧位**

局部病灶治疗取穴:

素髎:用小皮针速刺出血如珠,可疏通鼻部经络,行气活血,气血行则郁滞散,肌膜得养。

承浆:用小皮针点刺泻血如珠,可疏通口周经脉,活血通络,调畅口唇气机,清胃热,调阳经而泻实火,消唇疮。

地仓:用小皮针速刺点刺出血即可,能通经活络,行气散滞,清胃解毒。病症除则可健脾和胃。

巨髎:用小皮针速点刺泻血如珠。可通面部经络,清胃热,更能行阳明经气血,使之充于面,面部得气血所养,疱疹自消。

以上四穴同时刺穴放血,只治疗1次,为"宛陈则除之"之法。施治前先用碘酒消毒,后用酒精棉球脱碘,放血后用消毒干棉球轻轻将血擦净,不按压针孔。

然后将鼻部的小脓疱及唇、面部的水疱用三棱针轻轻挑破,清除脓及异物后,涂上黄连软膏。

(1)(2)组穴各治疗2次,(3)组穴只治疗1次,隔日治疗1次,治疗5次后诸症消除。

**【典型病案2】**

东某,女,40岁。1998年4月5日初诊。

因工作繁忙,经常加班,深感疲劳。半月前,因喉部发炎而高热38℃,然后又患单纯疱疹,曾服中药治疗,未见疗效。

[临床症状]双手指腹部出现密集小水疱,即小脓疱,自觉灼热疼痛,奇痒无比,周身不适,坐卧不安,烦躁,口干口渴,脉弦滑,大便干燥,溲黄,舌质红,苔白腻。

[病因病机]饮食起居不规律,积劳成疾,肺气不足,积热于内,复感

毒邪，而发此病。

［治法］清热解毒，调和脾胃，通经活络。

［处方］局部治疗。

**（1）组：俯卧位**

大椎穴：为督脉穴位，手足三阳之会穴，又督主一身之阳，故为阳中之阳。以阳制阴，泻大椎穴。施刺血疗法，在大椎穴上刺1针，穴位上下各刺1针，后加拔火罐，留罐10分钟，使热毒随血而泄出。起罐后观察罐内，发现如开锅一样，发出血疱。

肺俞穴：为五脏俞之一。因肺气不宣而患疱疹，故取本穴点刺出血，上加拔火罐，可清热解毒。

脾俞、胃俞穴：因患者饮食不规律，劳累过度，伤及脾胃，脾为后天之本、生化之源，脾运化功能失调，生化无源，胃纳失调，气血不足，故肌肉生疮，治须强健脾胃。在脾俞、胃俞上点刺出血，使积在脾胃的热毒泻出，随即上放灸盒，灸30分钟。

**（2）组：局部治疗**

患者双手指腹发出密集的水疱，先用三棱针挑破，随即施直接灸，每只手灸30分钟。1只手持艾条，对准病灶灸30分钟后，患者立感痒痛大减，每日灸1次。

另取十宣穴，医生左手捏住患者的手指，用小三棱针轻轻点刺，见血即可。

局部治疗，1周治疗3次。

以上肺俞、脾俞、胃俞，1周治疗3次，共治疗2周，局部治疗3次，双手指腹的疱疹完全消除，病患痊愈，可谓治疗快捷。

## 二、带状疱疹

带状疱疹是由病毒感染所引起的一种急性疱疹性皮肤病，其症状为皮肤上出现成簇水疱，沿身体一侧或呈带状分布。中医学中的蛇串疮、火带疮、缠腰火丹等与此相当。如《医宗金鉴·外科心法要诀》缠腰火丹记载："此证俗名蛇串疮，有干、湿不同，红、黄之异，皆如累累珠形。干者色红赤，形如云片，上起风粟，作痒发热，此属肝、心二经风火，治宜龙胆泻肝汤；湿者色黄白，水疱大小不等，作烂流水，较干者多疼，此属脾、肺二经湿热，治宜除湿胃苓汤。"

本病与肝、肺、脾病变及外感湿热邪毒有关。或因情志内伤，肝气郁结，久而化火，蕴积肌肤而发；或肺脾湿热内蕴，外犯肌肤，再感受湿热邪毒而发。

本病多见于成年人，其他年龄也可发生。在皮疹未发出之前，可先有微热（体温常在37℃左右），乏力，不欲食；发病时，患处皮肤灼热，有针刺样疼痛，渐渐皮肤出现红斑、水疱，或簇集成群、融合排列成带状。疱疹常沿着一定皮下神经分布，多发于单侧，发热严重者疱疹附近淋巴结肿大，而且是发于胸上部，多见于颈淋巴结或腋下淋巴结肿大。待水疱干燥、结痂、脱落后会留下暂时性的色素沉着斑，湿性水疱重者疱内容物为血性，或发生坏死，愈后会留下浅瘢痕。部分病人皮疹消退后，局部遗留神经疼痛，经久不能消失。

目前中医临床一般将本病分为毒热证、湿盛证、气滞血瘀证三型。

【**典型病案1**】

钟某，男，27岁。2003年秋就诊。

患者因工作原因，生活、饮食不规律。于3日前发病。

［**临床症状**］疱疹发在躯干左侧，呈黄色带状簇群，小疱高出皮面，疱壁松弛，疼痛兼痒。不思食，食后腹胀，渴而不思饮，大便稀，脉沉缓，舌苔白腻。

［**病因病机**］心肝火盛，脾胃积热，湿浊内停，郁而化热，湿热搏结，卫气不固，感受毒邪而发本病。

［**辨证**］脾失健运，蕴湿化热，兼感毒邪。

［**治法**］健脾利湿，佐以解毒，通经活络。

［**处方**］

**（1）组：俯卧位**

脾俞：点刺出血加拔火罐（脾俞3次放血后，改为放灸架用粗艾条施灸法）。

胃俞：向脊柱斜刺0.8～1寸。

命门：毫针直刺5分，上放灸架用粗艾条施灸30分钟。

心俞、肺俞：毫针刺，针尖向脊柱刺入 8 分。

肾俞：直刺 8 分。

肝俞、胆俞：由胆俞穴进针透刺肝俞，泻法。

委中：近浅静脉处点刺放血 50～100ml 为度。

**（2）局部治疗：右侧卧位**

消毒后用小号三棱针将较大的疱疹挑破，挤出黄水，然后在疱疹周围刺络放血加拔火罐（先上后下，上为三角刺放血，下为密刺放血）。第 2 次治疗时再做中间的疱疹围刺放血拔罐。每次放血后用消毒干棉球擦干净，再用雄黄解毒散 30g 加化毒散 3g 水调搅匀外涂，涂药后再敷纱布、胶布固定。保持 24 小时。

局部围刺法：右侧卧位用 28 号 2.5 寸的毫针在疱疹的周围斜刺。疱疹上放大蒜饼用艾炷隔蒜灸 30 分钟。灸前用小号三棱针于大蒜饼扎密集孔（大蒜饼的制作方法：将一头大蒜捣成泥加适量面粉做成厚 1cm、直径 5cm 圆形小饼 4 个，做好后放在密封盒里以防干裂）。

**（3）组：仰卧位**

膻中：平刺，针尖向上刺入 1 寸。

中脘：直针 1 寸。

天枢：直刺。

关元：直刺加温针灸。

血海、阴陵泉、足三里、阳陵泉、蠡沟、太冲、行间、侠溪毫针刺。

京门：舒筋活络，通调水道，与肾俞、委中相配，治腰部疼痛。

大敦：点刺出血如珠。

以上三组穴轮流取用，兼局部治疗。隔日治疗 1 次，10 次为 1 疗程。

［**方释**］

（1）组取五脏俞，因病由内生，所以在取脾俞、胃俞、中脘、天枢、足三里健脾除湿等穴的同时也必须疏肝利胆，以泻肝胆湿热，并选心俞泻心火，肺俞宣通肺气。

（2）组主要是局部治疗，刺血疗法及围刺拔罐加灸法，目的是通经活络、活血化瘀、泄血中之湿毒。

（3）组主要是健脾和胃、清利脾湿，另外取肝经之蠡沟、太冲、行间清肝经湿热,京门、阳陵泉疏通胆经气机。

以上三组穴配伍"以阴阳立论","以消为贵","以达阴阳平衡"之目的。只治疗 5 次告愈。患者说:"到医院去要给我输液,我没有钱。在您这儿用针灸治疗,好得快,也省钱。"

**【典型病案 2】**

查尔,男,60 岁,美国人。1995 年 5 月至 1996 年 3 月间笔者在孟菲斯朱迪门诊应诊,查尔于 1995 年 6 月就诊。

查尔先生 2 年前患带状疱疹,疱疹发在左胸上部,经治疗约 10 天后疱疹已消,但患处疼痛一直不消。

西医治疗本病,主要以抗病毒药物、抗生素、维生素、激素等对症处理,对于疱疹消除后遗留的神经痛也没有很好的方法。笔者治疗带状疱疹,悉用针灸方法,疗效不仅迅速,而且在经治的所有病例中,无一例出现神经痛后遗症。

[临床症状] 左胸上部可见疱疹瘢痕,有色素沉着带,长约 25cm,宽约 20cm,发在胃经,上至缺盆、下至膺窗、左至心包经天池、右至神藏。其他未见异常,脉弦,舌质红、苔薄黄。

[辨证分析] 带状疱疹后余毒未清,气滞血瘀。

[治法] 清血解毒,通经活络,活血化瘀。

[处方]

**（1）组：俯卧位**

膈俞:先点刺出血如珠,后施隔姜灸(即先清营,后养血补血)。

肺俞:针尖向脊柱刺入 8 分。

厥阴俞:针尖向脊柱刺入 8 分。

委中:浅静脉处点刺放血 30ml。

**（2）组：仰卧位**

曲泽:浅静脉处点刺放血,血量 50ml 左右为度。

膻中、肺俞:毫针刺,可调理气机。

疼痛部位:三棱针密刺放血加拔火罐,由于疼痛面积较大,每次治疗后要移动部位,凡刺过的部位不要再重复放血。

[方释] 膈俞毫针刺,"血会膈俞",可治疗多种病症,还可治胸满两

胁痛，清血中之毒邪。

委中泄血，是清热解毒的好方法，一切病毒性的病症都可取之。

曲泽系心包络经的合穴，有疏通心络、泄湿毒、止痛的作用，曲泽泄血可引血中瘀毒随血泄出。

第1次治疗后，次日患者复诊，疼痛基本消失，后隔日治疗2次痊愈。

【典型病案3】

查某，男，38岁，在美国工作，2015年8月回国休假时就诊。

患者事务繁多，感觉疲累，2日前突感右大腿根处疼，痛如针刺，伴有热感。

［临床症状］疱疹发在右大腿腹股沟处，呈黄色带状，疱疹高出皮面，疱疹壁松弛，灼热而刺痛，不思食，大便稀，溲黄，脉沉缓，舌苔白腻。

［病因病机］心肝火盛，脾胃积热，湿浊内停，郁而化热，湿热相搏，卫气不固，外感毒邪，而发本病。

［辨证］心肝火盛，脾湿化热，兼感毒邪。

［治法］清利心肝，健脾利湿，佐以解毒。

［处方］

（1）组：俯卧位

大椎穴：为阳中之阳，取之点刺出血，穴位及其上、下各点刺1针，上加拔火罐，可清热解毒。

心俞、肝俞：均为背俞穴，用三棱针点刺出血后加拔火罐，心肝火盛之邪随血泄出。

脾俞、胃俞：毫针由脾俞进针透胃俞，上放灸盒，灸30分钟为宜。

（2）组：仰卧位

中脘穴：为腹内穴，可调腹内气血。

天枢穴：为腹部转枢，可调和大便，利湿，温肠。

气海穴：为升气之海，可强身健体。

血海穴：脾经穴，可健脾利湿，活血补血。

大敦穴：用三棱针点刺出血如珠，可泄病毒由下而出。

（3）组：局部治疗

先将水疱挑破，溢出黄水湿毒，可消疼痛。将大小疱疹逐一挑破后，再用雄黄解毒散 30g 加化毒散 3g,用水调匀,涂抹在水疱以及病灶上,上放隔湿纸,纱布包扎好后,再用胶布固定,保持 24 小时。

[小结] 此案依病情应隔日治疗 1 次,但因患者着急返回美国,故每日治疗 1 次,俯卧位治疗 1 次,仰卧位治疗 1 次,每日都进行局部治疗,共治疗 5 次,疱疹消除,而后呈现干燥状态,患者自觉疼痛全无。之所以疗效显著,主要因取穴配伍得当,针对性较强,又加刺血疗法泄病毒,故立竿见影,且未留后遗神经痛。以上疗法,每每取效。

## 三、水痘

水痘是一种由病毒引起的疱疹性传染性皮肤病,一般表现为轻度发热,皮肤、黏膜分批出现水疱。

本病多发生于 10 岁以下儿童,成人偶见。以轻度发热开始,一二日即出现皮疹,首先发于前胸、后背,逐渐延及头面和四肢,偶在结膜、口腔黏膜上发生疱疹。皮损初起为米粒大红色小丘疹,以后发展成绿豆大小的光亮小水疱,周围有红晕,疱内液体先清后浊,皮薄易破,疱疹出现二三天后,渐渐干燥,结痂脱落,不遗留瘢痕。痊愈后有终生免疫力。

【典型病案】

年某,女,7 岁。1988 年 5 月 6 日初诊。

患儿 5 月 4 日出现类似外感症状,体温 37.6℃,流涕,食欲不佳,精神不振,曾服治疗感冒药物,5 月 6 日身发小水疱,经某西医院诊断为水痘。

[临床症状] 体温 37.4℃,眼泪汪汪,流鼻涕,身起丘疹及小水疱,周有红晕,舌质淡、苔白,脉滑略数,大便干,小便黄,精神萎靡不振。

[病因病机] 湿毒内蕴,外感毒邪而致。

[辨证] 湿毒内蕴,外感风热毒邪。

[治法] 清热透表,除湿解毒。

[处方]

(1)组:俯卧位

大椎穴,用小皮针点刺出血如珠,使热邪随血而泄。

委中穴点刺放血,用 28 号毫针速刺出血 1～2 滴,引湿热外出,清热解毒。

身柱、肺俞、风门毫针刺，疏风透表、泄热解毒。

**（2）组：仰卧位**

印堂穴，用28号毫针速刺出血如珠。

太阳穴，亦用28号毫针点刺见血。

曲池、合谷毫针刺，不留针。可活络疏风、清热解毒、透表祛湿。曲池、合谷为手阳明大肠经穴，大肠经由头面走手，经络所过，主治所及，曲池、合谷不仅能治头面水痘，又可治疗上肢水痘疾患，还可调和肠胃、调和气血。

神阙，隔姜灸10分钟。

足三里，毫针刺，和胃降逆、消积化滞。

阴陵泉、血海，毫针刺，有较强的清热化湿之力。

以上两组穴交替取之，除点刺放血外，余穴施毫针刺手法要轻，左手按寻穴位，右手用34号毫针慢进针浅刺，快出针不留针。经过三次治疗，患儿水痘消退，发热、流涕、面红、唇赤、大便干燥等症状悉除。

另：为帮助孩子恢复健康，投保元汤加减，方药：黄芪10g，党参10g，白术6g，莲子肉6g，薏苡仁10g，甘草6g，大枣5枚，酸枣仁10g。3剂。

## 四、寻常疣

寻常疣是由人乳头瘤病毒感染引起的一种较常见的皮肤赘生物，其特征为独立的坚实丘疹，表面有粗糙角质物。中医称之为"疣目""枯筋箭""千日疮"等。《诸病源候论》记载："疣目者，人手足边忽生如豆，或如结筋，或五个，或十个，相连肌里，粗强于肉。"

本病症状特征为，皮疹散在，大小不一，一般常见为半球形或多角形，均高出皮面，皮肤虽有损害，但皮肤的颜色与正常皮肤相同，疣体表面粗糙不平，像肉刺一样，好发于手背、手指、足缘、颜面等，一般无自觉症状，或有微痒。

**【典型病案】**

邱某，女，北京某高校学生，江苏人。1989年5月6日就诊。

自述在高中时期即患寻常疣，曾经激光治疗，但仍有反复。其父足部亦患此病。

[临床症状] 双手背寻常疣大小不一，左四右二，呈半球形，时有微痒。痛经，月经后错，经色发黑、有血块。脉沉迟，舌质暗、苔白腻。面色萎黄，大便干，小溲黄，四肢发凉。

患者经期、经质之异常为冲任受损的表现，冲任受损又导致气血双亏，不能通达四肢，故四肢发凉，寻常疣亦发在正气亏虚的基础上，故本患者的治疗，应在调理冲任的基础上排毒消疣。

[治法] 标本共治。调和气血，活血软坚，排毒消疣。

[处方]

**（1）组：俯卧位**

肾俞、气海俞、膈俞、肝俞、厥阴俞毫针刺，肾俞、气海俞加温针灸连续3段。

大椎施灸法30分钟。

**（2）组：仰卧位**

中脘、天枢、气海（加温针灸连续3段）、血海、足三里、三阴交，毫针刺。

**（3）组：局部治疗并配腧穴**

第1次先在左手消毒后，用三棱针将4个疣体挑破，挤出淡血及异物，然后用粗艾条施走灸法30分钟，配合谷、阳池、后溪、中渚。

第2次继续治疗左手，中冲点刺放血2～3滴，配经外奇穴八邪，用1.5寸毫针斜刺0.8寸，针尖向手掌。并用2块大姜片覆于疣上，施隔姜灸30分钟。

右手的治法同左手。

另，痛经一症除用针调理外，还嘱患者加服"艾附暖宫丸"30丸。

治疗10次为1个疗程，隔日治疗1次，经过2个疗程治疗，7个疣体全部消除，痛经症状消除，大小便正常。

## 五、传染性软疣

传染性软疣系病毒性皮肤病，其特征为丘疹样皮损，中央呈脐状窝，可以挤出豆腐渣样物质。本病系直接接触传染，可自体接种，也可通过媒介间接感染,以儿童和青年人常见。中医称本病为"鼠乳",《诸病源候论》记载:"鼠乳者,身面忽生肉如鼠乳之状,谓之鼠乳。"

本病症状特点为,初起为粟粒大半球形丘疹,以后逐渐长大如绿豆样大,灰白或乳白色,有的微红,有的为正常皮色,表面有蜡样光泽,中心凹陷,呈脐窝状,性质柔软,能从中挤出一个半固定的乳酪样白色栓头,数目不定,散在或密集,但疣不融合,自觉微痒,好发于颈部及腋窝、肘窝,并不对称,可自体接种传染。

【典型病案】

李某,女,32岁,韩国人。2003年秋就诊。患者产子后不久,颈右侧即出现软疣,数量逐渐增多。

[临床症状]右颈部起有大小不等呈乳白色的疣数粒,散在,微红,表面有蜡样光泽,中心凹陷。患者易出汗。

[病因病机]气血失和,腠理不密,复感外邪。

[辨证]产后气血失和,汗出较多,感受风寒,病毒凝聚肌肤而发为本病。

[治法]调和气血,通经活络,疏风祛寒,消疣。

[处方]

(1)组

委中:在穴位邻近浅静脉处点刺放血5～10滴。可解毒祛风散寒,活血凉血,化瘀滞,消毒疣。

大椎:此穴距病灶较近,用三棱针点刺加拔火罐出血2～3滴即可。

曲泽:系手厥阴心包络经合水穴,取曲泽穴点刺放血2～3滴,不仅可泄心包瘀血又同泄心经,使心包与心两经之血输布于外,通达于颈部,血和,经络通。

天窗:系小肠经穴,位于颈外侧部,下颌角之下方,扶突穴之后,胸锁乳突肌后缘处。根据"经络所过,主治所及"之原理,天窗穴正治本经脉所过部位之疣症。针5分,上加温针灸1段。可通经活络,宣通病灶之经气。

(2)组

用三棱针将疣体挑破,挤出白色粉状物,然后用粗艾条对准挑破的疣施灸 30 分钟。第一次挑 3 个，第二次再挑 4 个，同第一次的施灸方法。

经以上治疗 2 次即愈，未再发。

# 六、尖锐湿疣

尖锐湿疣为病毒性皮肤病，是一种好发于皮肤黏膜交界处的尖头瘤状湿疣，自觉痛痒，是一种性传播疾病。中医认为，本病多因气血失和，腠理不密，复感外邪，凝聚肌肤而成。

【典型病案】

尚某，男，45 岁，某商贸公司职员，1989 年 6 月 3 日就诊。

患尖锐湿疣 1 年多，于某人民医院治疗（主要用抗生素）无效。湿疣生在肛门周围及龟头处。性嗜烟酒，好打麻将，生活放纵不规律。

［辨证］气血失和，腠理不密，感受湿毒。

［治法］调和气血，清热解毒，软坚化疣。

［处方］采用针、灸及刺血疗法。取脾胃经、肝经调和气血，督脉清热解毒。

（1）组：俯卧位

大椎穴：为阳中之阳，施刺血疗法以解一身之热。用三棱针在大椎穴及其上下各点刺 1 针，后加大号拔火罐，拔罐 10 分钟，在罐中可见血疱，热邪及毒液拔出，每周须治疗 3 次。

脾俞、胃俞：可调和营卫，促进胃纳。施毫针由脾俞透胃俞，平刺，上加灸盒，灸 30 分钟。

肝俞穴：点刺出血，泻出热毒，热毒泻，气血和，点刺后加拔火罐，留罐 10 分钟。肝藏血，可解毒，若肝血旺盛，可调和气血，充营卫。

膀胱俞穴：亦为背俞穴，位于下腹部。膀胱主气化，若气化功能失职，就会使大小便失常，本病为病毒性病变，若小便失常，病毒不能随小便排出，便会滞留体内。故取本穴点刺放血，恶血除，新血方生。放血后加拔火罐，留罐 10 分钟。

三焦俞穴：本病位于下焦，下焦主要功能是分别清浊，将糟粕及代谢后的水液排出体外，若下焦气化功能失职，疣的毒液不能由下焦代谢排出体外，就会加重本病。故必取本穴点刺放血，加拔火罐，清除病毒。

委中穴：系膀胱经穴，在委中浅静脉处点刺放血，可清热解毒、降湿浊。

**（2）组：仰卧位**

神阙穴：位于脐正中，本穴为根蒂，属任脉，脐通百脉，治病广泛。

施治方法：第1次，先拔火罐。罐下有冲、任、带及肾经肓俞穴等，从中拔出毒邪。患者疣疾均在肚脐以下，生殖器周围，龟头上也有多个尖锐湿疣体，故用拔罐。第2次，脐上放蒜泥，上放灸盒，灸30分钟。可清热解毒，消除疣体。

天枢、大巨：毫针刺，通调肠道，清热解毒，治疗大便秘。

关元穴：肾为先天之本，取本穴强肾气，温补下元，调和气血。

血海穴：脾经穴位，位于大腿内侧。用毫针刺，透百虫窝，既能活血养血，又能除痒。

大敦穴：点刺出血，随血泻出湿毒。大敦可泄肝毒。

［小结］在取经配伍时，必须针对其病因及部位。患者正气不足、气血失调，既要扶正祛邪，补气养血，又要清热解毒。10次为1个疗程，俯、仰卧位，交替取之，经过3个疗程，终于治愈。最后命令患者一定要洁身自好。

## 第五节　疱疹皮肤病

### 一、疱疹样皮炎

疱疹样皮炎是一种有多形性损害的慢性复发性皮肤病。

本病在发病之前常见轻度全身不适，乏力，皮肤有疼痛感，发病部位通常是对称分布于肩胛、臀部和前臂，特别是靠近肘、膝伸侧，手足背面，皮疹剧痒，有红斑、丘疹、水疱及风疹团等，皮疹为大小形状不等的水疱，有高粱粒或黄豆大，多簇集成批出现，排列环状或半环状，疱壁较厚而紧张不易破裂，自觉瘙痒，水疱消退后遗留色素沉着较明显，病程经过缓慢，多反复，冷热不适常引起痛痒发作。

**【典型病案1】**

宫某，女，36岁。2002年5月20日初诊。

患疱疹样皮炎已6年，瘙痒剧烈，迭经中西医治疗无明显效果。

[临床症状] 双手十指均有小水疱，疱壁较厚，不易破裂，肘以下伸侧疱疹大小不一，也有半环状集成。反复发作，遇冷作痛。患者面色无华，失眠，食少，大便偏稀，小溲清。月经量少而错后。四肢沉重，舌质淡、苔白，脉滑微。

[辨证] 脾虚湿盛，湿邪困脾，脾失健运，复感风邪。

[治法] 健脾除湿，疏风止痒，佐以解毒、通经活络。

[处方] 手、足阳明经穴为主，配心包经、三焦经穴。

**（1）组：俯卧位**

大椎穴：为督脉与手、足三阳之交会穴，督为阳脉之海，主一身之阳，取本穴点刺放血加拔火罐，可通一身之阳气，祛六经之湿毒，温阳行血，以解四肢沉重感。

脾俞穴：脾主肌肉、主四肢，首取本穴用三棱针点刺放血加拔火罐，自然出血亦可，血止起罐，不按压针孔。

胃俞透脾俞，由胃俞进针平刺1.5寸，至脾俞。针尖逆着经脉循行的方向，并转动针体向外退出以泻邪气，迎而夺之为泻法。

脾俞点刺放血加拔火罐和胃俞透脾俞两种刺法交替施用可化湿消滞、振奋脾阳、健脾和胃，助运化、益营血，使气血生化有源。待皮疹、水疱开始消退，即病机转化之时，脾俞停止放血，胃俞透脾俞之泻法改为脾俞透胃俞施追而济之之补法。

肾俞直刺8分，上加温针灸连续3段。脾胃为后天之本，肾为先天之本，肾精的充足，必须靠脾运化水谷精微的滋养，脾阳又必须靠肾阳的温煦才能发挥作用。所以必须配肾俞穴培补真元，以助脾胃。

委中：系膀胱经之合穴，有血郄之称，取之能加强膀胱的气化功能，使湿热有路可出。取本穴浅静脉处点刺放血3～5滴，可兼泻脾胃湿浊，清热除湿，活血化瘀，通经活络。

**（2）组：仰卧位**

中脘针刺8分，上加温针灸，连续加3段为宜，可"健脾导湿"，土旺则能制湿，双手丘疹、水疱得消。中脘穴又能健脾益胃、振奋脾胃之阳、温通腑气、升清降湿浊，对于调理中州气机有其独特功效。再配足三里，可引胃之浊气下行，降浊导滞，使中气调畅、食欲增强、阴阳接续、湿邪速消。

丰隆：毫针刺入8分，上加温针灸连续3段，可健脾胃、助运化、行水湿、化痰浊，再配脾之合穴阴陵泉可增强祛湿化浊、通利三焦之功。

三阴交：可调补肝脾肾三阴，患者常年患病，脏气已虚，故取。此为"上病下取"。

**（3）组：仰卧位**

十宣：为经外奇穴，在手十指头上，去爪甲1分。26号1寸毫针，医者左手紧紧捏住手指速刺0.3分，并挤压出黏液状血水3～5滴。本穴阴阳接经，擅治上肢的皮疹、湿疹、水肿、手疮、手癣等皮肤病。施刺络疗法可使湿热、湿毒随血而泄，放出的血多为黏性。湿浊一旦放出即可通经活络、疏通气血。

八邪：隔日再治疗时要改取经外奇穴八邪穴，嘱患者俯掌微握拳，于手背第1～5指间的缝纹端取穴，左右共8穴。针法：向上斜刺0.8寸，平补平泻。留针30分钟。

再配经外奇穴威灵、精灵两穴，左右手背各2穴，取穴：俯掌，威灵在手背第2、3掌骨间中点，第2指伸肌腱桡侧凹陷处；精灵在手背第4、5掌骨间中点，第4指伸肌腱尺侧凹陷处。威灵、精灵两穴《针灸学简编》记载"主治急性腰扭伤"，临床证明的确有较明显的疗效，但笔者在治疗手部皮肤病中取精灵、威灵，每每见"灵"。刺精灵穴0.5寸，上加温针灸连续2段，留针30分钟，刺威灵穴0.5寸，上加温针灸2段，留针30分钟。

外关：针刺8分，上加温针灸3段，针感向上放散至肘、肩。留针30分钟，有通经活络、清热化湿、调和气血之功。

曲泽：为心包经之合穴。心包代心行事，心包经为邪气所干，势必影响心主血之功能，气血不能通达，故发为各种疾患。笔者在治疗皮肤病过程中感悟到，不管是何种皮肤病，只要在曲泽穴施三棱针点刺放血3～5滴，如血溢不畅还可用小号火罐拔10分钟，使湿毒之邪随血泄出，确有佳效。

**【典型病案2】**

李某，男，51岁，北京某公司职员。1989年3月30日初诊。

自诉患疱疹样皮炎已近7年，瘙痒剧烈，患面逐渐增大，迭经中西医治疗，无明显效果。

[临床症状] 疱疹主要发于臀部两侧，两侧腹股沟周围可见皮疹及水疱，也见搔抓后露出细嫩潮红的皮面，嫩皮面可见小皲裂，自觉疼痛，剧痒。四肢沉重，纳差眠少，舌质淡、苔白腻，脉弦滑，大便泄泻，小便清长。

[辨证] 脾虚湿盛，湿久成毒。

[治法] 健脾除湿、疏风止痒，佐以清热、通经活络、调和气血。

[处方]

**(1)组：俯卧位**

大椎：点刺出血加拔火罐，留罐10分钟。本穴为手足三阳、督脉之会。患者的病灶在身躯下部，恰为阳经所过之处，施放血疗法，可通督以祛毒，平虚亢之阳，泻血清毒，平和阴阳。

肺俞：毫针刺，针尖向脊柱刺入8分，留针30分钟。本穴擅补肺气，有利水湿之运化。

脾俞、胃俞：毫针刺，针尖向脊柱刺入8分，留针30分钟。患者长期纳差、泄泻，胃气虚衰，脾运失职，故取脾俞、胃俞，补脾阳、助胃气、除湿消滞、和营益血。

肾俞：直刺，上加温针灸，连续3段。人体内水液的调节是靠肺、脾、肾三脏来完成的，笔者经验，取肺俞、脾俞、肾俞三穴配伍是治疗脾虚湿盛之良方。

命门：施隔姜灸30分钟，可培补肾阳，肾阳充足，又可温煦脾阳以化湿，命门又为病灶邻近取穴，施灸可直接温化湿邪，宣通病灶气血，温经活络。

委中：系膀胱经合土穴，膀胱主水道，水道通则湿浊有路可出。取本穴邻近浅静脉处用三棱针斜刺出血50ml，使湿浊随血泻出。此方法1周内只施1次。

**(2)组：仰卧位**

百会：系督脉之穴，人一身之阳气皆汇聚于此，故能升阳举陷，取本穴（穴区剃发）施直接灸30分钟，如拨云见日，振奋脾肾之阳，温化湿浊，患者全身沉重得除。

中脘：毫针刺，健脾益胃，宽中理气。

足三里：毫针刺，既能补气血，又能温阳化湿。足三里是治疗湿性病症之要穴，也是治疗皮肤疾患的常用穴。

神阙：施隔姜灸（大艾炷重灸）30 分钟，可培元固本，温化湿邪，除五脏六腑之沉寒痼疾，为治疗湿性疾患的要穴。余临证用之每每奏效，特别是与命门阴阳相配，可平和阴阳，为治病求本的要穴。

血海：系脾经之穴，可治疗湿疹、瘾疹、湿疮、银屑病、臁疮、丹毒等多种皮肤病。取本穴直刺 8 分，上加温针灸连续 3 段，可通经活络、温脾化湿、活血化瘀、益阴养血。

公孙：脾经之络穴，八脉交会穴之一，通冲脉，为调理脾胃的要穴，又可调冲任。

**（3）组：俯卧位（局部治疗）**

方法一：在皮损的周围施刺络疗法，笔者的经验为阿是穴三角刺浮络放血拔罐法。用小号三棱针在皮损的外缘刺 2 针、皮损内刺 1 针呈三角形，刺后即拔火罐 10～15 分钟，起罐后要观察血象，血中带水性样黏性物，这就是病理现象，右下后左上，1 次左右各施治 1 次。同时在命门穴放灸架施灸 30 分钟。下 1 次先右上后左下，施治方法同上，同时直刺肾俞，上加温针灸连续 3 段。再下 1 次先右臀部右侧施三角刺，后左侧施三角刺，方法同上，最后一次在小肠俞、膀胱俞、次髎点刺放血并加拔火罐 10～15 分钟。同时在命门穴施隔姜灸 30 分钟。

方法二：在皮损周围，用 3 寸 28 号毫针围刺，呈 45° 斜刺，针尖直达皮损中央，然后用 2 寸 28 号毫针在中央直刺 1 针，上加温针灸连续 3 段。

以上两种局部的治疗方法交替施治，皮损周围刺络放血，意在使疱疹样皮炎不再向外扩散，而且此法疗效迅速。

通过上述内外共治的方法（10 次为 1 个疗程，隔日治疗 1 次），一则振奋脾肾阳气以除内湿，一则刺络放血除湿浊、恶血以生新，经过两个半疗程得愈，一切症状解除。

**【典型病案 3】**

裘某，女，32 岁。1999 年 9 月 2 日初诊。

患者自幼体质不佳，便溏，一日数次。数日前，肩部起疱疹，继则延至臂胸，瘙痒剧烈。

[**临床症状**] 皮疹分布在肩、臂、肘伸侧及胸腹部，胸部有密集的小水疱，皮疹色淡白，自觉瘙痒。脉微滑，舌质淡、苔白腻。

[**辨证**] 脾虚湿盛，外感风邪。

[**治法**] 健脾除湿，疏风止痒，通经活络。

[**处方**] 患者取仰卧位。

曲泽：用三棱针在邻近浅静脉处点刺放血，可通经活络、清营利湿、清热疏风，使风热湿邪随血而泻。

商阳：系大肠经井穴，速刺出血2～3滴，可除湿疏风，健脾和胃。

天枢：毫针刺、上加温针灸以健脾化湿、调中和胃，治疗腹泻。天枢系大肠经之募穴，为治疗消化系统病症的常用要穴之一。

足三里：毫针刺，可健运脾胃，补助气血，使水湿得化。

下巨虚：直刺1寸，上加温针灸连续3段，可助胃受纳，助脾散精，使肌肉荣养，皮肤润泽。

厉兑：点刺出血如珠，可引湿下行。

另，投方药：生白术15g、怀山药20g、生扁豆15g、生芡实15g、薏苡仁15g、茯苓15g、泽泻10g、车前草15g、萆薢10g、白鲜皮15g、地肤子10g、黄芩10g、丹皮10g。白术、山药、扁豆、芡实、薏苡仁、茯苓健脾利湿；泽泻、车前草、萆薢清利湿热；黄芩清热燥湿；白鲜皮、地肤子祛湿疏风止痒。

该患者服药尚可按医嘱，但针灸未能按医嘱就诊，只针灸6次，服药21剂，后复查疱疹渐消，但未痊愈，后又投参苓白术丸，同时在大椎顺经点刺3针，间隔1分并加拔火罐、留罐10分钟。在胸腹部病灶处施围刺放血，间隔0.5寸刺1针，刺后拔火罐，吸出水湿性分泌物及浅色血液。

[**方释**] 疱疹样皮炎为疑难病，再加患者素体虚弱，病程较长，在治疗上必须注意托里扶正，培补真元，健脾和胃，使气血生化有源，同时调本治标，消除湿浊，使丘疹、疱疹得消。以上诸穴有补有泻，先泻后补，施灸法对温化湿邪疗效迅速。治愈后追访半年无任何复发。

## 二、疱疹样脓疮

本病多因脾失健运,脾虚湿盛,复外感风邪,风湿相搏,郁久化热,湿热浸淫肌肤所致。好发于头面部及胸背部,在面部的脓疱类似脂溢性皮炎,在胸背部密集成片又类似痤疮,脓疱少见,多为疱疹。

【典型病案】

卢某,男,17岁,高中学生。1998年4月3日就诊。

2年前起病,逐渐加重,久治无效。平素喜食烧烤之品。

[临床症状]面部、项部及前胸后背、肩臂发有密集脓疱,带有脂溢性,疱疹有脓头,疱赤红,大小不等,自觉灼热痒痛。大便偏干,小便黄,口渴,舌质红、苔黄腻,脉洪数。

[病因病机]饮食不节,损伤脾胃,湿盛蕴热,外感毒邪。

[辨证]表虚里实,毒热入营血,心火犯肺,肺失宣通。

[治法]清热解毒,通经活络。

[处方]

**(1)组:仰卧位**

曲泽穴:用3号三棱针在曲泽邻近浅静脉处点刺放血加拔火罐,见罐内血停出即可起罐,血色多见紫暗,此法可清心火,凉血清营。

百会穴:针尖向前平刺1寸,泻法,配印堂、太阳二穴点刺出血2～3滴。

下关穴:刺下关5分深,上加温针灸连续3段。可以宣通面部经气。

颧髎:为小肠经腧穴,又是手太阳与手少阳交会穴,三焦主一身之气,三焦之气失畅,诸经之气亦不畅,手太阳、手少阳两经均循行至面。取本穴可泻两经之邪热,活血化瘀结、消脓疱,为循经近部取穴法。

曲池配商阳,商阳穴点刺出血如珠。

再配功能较全的穴位合谷。

**(2)组:俯卧位**

大椎:点刺放血加拔火罐。凡实热蕴积胸背,致生脓疱等疮,皆可泻大椎以清热解毒。

天髎穴:三焦经穴位,手、足少阳与阳维之会,毫针刺,一则清泻肝胆湿热,二则调理三焦,使湿热由水道而出。

肺俞透风门,针尖向上透风门,泻法,祛风解表。

心俞透厥阴俞,同上,泻法,泻心火。

胆俞透肝俞(同上),泻热调气,疏肝利胆,清泄肝胆湿热,理气宽膈。

胃俞透脾俞(同上),泻胃火,化湿消滞,除水湿,助运化,振奋脾胃阳气。

三焦俞:向脊柱方向呈 45°角刺入 8 分,泻法,利上、中、下三焦水湿,以调三焦之气化。

大肠俞:直刺 8 分,施提插泻法,可泄热通便,调理肠胃。

委中:用三棱针在其邻近的浅静脉处点刺放血。

**(3)组:仰卧位**

中府:毫针刺,清肺泻热。本穴为肺之募穴,募主泻实,与第(2)组穴肺俞,为俞募配穴。

膻中、中脘:毫针刺。

神阙:第 1 次拔罐,第 2 次放灸盒施灸 20 分钟,交替施治。

天枢、上巨虚:毫针刺,可调理肠胃,大便通畅则湿热能泻,可使脓疱疮渐消。

大陵:为心包经之输、原穴,五行属土,为本经子穴。心包经历络三焦,其络脉又络于心系,故心包虽卫络于心,但一旦邪炽难解,则必传于心。取本穴,乃实则泻其子之意,可清心火,宽胸理气,使脓疱不再继发。

商阳:点刺出血如珠。商阳为手阳明经腧穴,手阳明经属大肠而络肺,刺之可清肺泻火,又,商阳为手阳明之井穴,"井主心下满",取之能宽胸除烦,止口渴。

隐白穴:系脾之井穴,点刺出血 2~3 滴,可清泄湿热。

**(4)组:局部治疗**

面部脓疱,常规消毒后,用 24 号 1 寸毫针在脓疱的顶端刺 1 针,周围刺 3 针,呈三角形。脓、血自然溢出,如脓血溢出不畅,可在脓疱的周围用手轻轻按压,绝不可挤压,以防留硬结。每周只施治 1 次。

对大的未溃的疮,面部脓疱用 24 号 1 寸毫针施三角刺,斜刺直达疮的基底部，出针后依然会出血，用消毒干棉球轻轻擦干净，不可按压针孔。每周可治疗 2 次。

注意：治疗面部疮类，一定要细心，毫针的型号要适当，如在天髎等穴施刺，要选 34 号毫针斜刺，最好齐刺。可留针 20 分钟，出针后出血少许最好。

以上三组穴轮流选用，并结合外治，隔日治疗 1 次，10 次为 1 疗程。经过 1 个疗程治疗，脓疱全部消除，亦没有新发脓疱，已向痊愈。但皮肤尚存有红晕，表明内热尚未清净，故编者建议患者再接受 5 次左右的治疗，但患者忙于高考，未能坚持，遂嘱其服中成药"三黄片"1 周以善后。

患者初病照与治疗 10 日后照见书末图 9。

## 三、脓疱疮

脓疱疮是一种传染性、化脓性疾病，其特征为浅在性脓疱和脓痂，自觉瘙痒，具有接触传染和自身接种的特性，多发在夏、秋季，好发于头面部及暴露部位。因创面黄水淋漓，浸淫成片，故中医称为"黄水疮"。《医宗金鉴·外科心法要诀》记载：黄水疮，"初如粟米……破流黄水，浸淫成片，随处可生"，并指出本病由"脾胃湿热，外受风邪"所致。《疡科心得集》亦有类似观点：由外感热毒，内蕴湿热，湿热交结而发病。

本病初起皮损为红斑及水疱，疱内脂水清稀，如所感热毒炽盛，可迅速形成脓疱，四周有红晕，痛痒相兼，疱壁破裂后，漏出潮红的糜烂面，流出黄色脓水，干燥后结成脓痂，痂脱不留瘢痕。常因搔抓及脓流他处，而将细菌接种到其他部位，发生新的脓疱。本病严重者可有发热、口渴等症状，个别可引起急性肾炎。

**【典型病案 1】**

何某，男，14 岁。1988 年 7 月 4 日初诊。

[临床症状]头部从前发际至后头至项有密集脓疱，面部至颈也有密集脓疱，渗黄水及脓液，脓质稠厚、色鲜味腥。体温 37.8℃，口渴，大便偏干，小溲黄，舌质红、苔薄黄，脉滑数。

因患者家居北戴河，门诊治疗多有不便，故当日即行针灸疗法 1 次，并投方药。

大椎：用小皮针点刺三针加拔罐，可清热解毒、活血通脉、疏风散瘀、消疮止痒。

印堂、太阳：用小皮针速刺出血如珠，可泻面部风热、清热解毒。

合谷：毫针刺，可泻肺热、通经活络、疏风解表、宣肺、行气活血。

耳尖：点刺出血2～3滴，可清热解毒，疏通头、面部经气。

委中：点刺出血，泻头、面热毒，并可清全身的阳邪。

方药：金银花10g、连翘6g、蒲公英8g、野菊花10g、大青叶8g、黄芪6g、赤芍6g、六一散（包）10g、焦槟榔6g、枳壳8g、焦三仙20g。7剂。

外用药：祛毒油膏，将头面部洗干净，涂上药膏，每日涂2次。

1周后患者二诊，症见好转，便不干，脓疱红肿状减，无新起者，痛痒减。嘱继续内服上方7剂，并外涂祛毒油膏，行针灸治疗1次。

中脘：针5分，健脾和胃，除湿热。

足三里：用1寸半毫针施提插补法之泻法，反复提插多次。本穴可泻脾胃湿热，脾胃有火热则上炎，必理顺胃气，使其通降为顺，火热则减。

内关：毫针刺，不施手法，有宽胸理气和胃、宁心安神的作用。

8月初，三诊，脓疱均已结痂，有些已脱落露出正常皮肤，饮食睡眠正常。未行针灸治疗，嘱服用中成药"化毒丸"1周以善后。

【典型病案2】

范某，男，8岁，秦皇岛人。1990年4月18日初诊。

范母代述：某日放学归家，观其面红、起小水疱，查背部水疱更多，还有大水疱，面部、身上俱痒，不思食。

［临床症状］背部、腹部已有密集小水疱及脓疱，有的脓疱出现红晕，有轻度发热，体温37.6℃，口渴、大便干，小便黄，舌质红，苔黄，脉滑数。

［诊断］脓疱疮。

［辨证］肺胃湿热，外感毒邪。

［治法］清热解毒。

［处方］施刺血疗法、针刺疗法，后期施灸法。

**（1）组：俯卧位**

大椎穴：为督脉与手、足三阳交会穴，位于背部极上，背为阳脉之海，本穴为阳中之阳,为督脉诸穴之在横膈以上者,可调益阳气之总纲。在本穴施刺血疗法,用小三棱针在穴上点刺1针,出血如豆,上加拔火罐,留罐5～8分钟,观察罐内血色。

肺俞透风门:肺俞可补气养血,宣肺疏风;配风门,风邪入门之处,可除身体一切风邪。

心俞穴:为背俞穴,心为君主之官,居于上焦,肺之华盖之下,被邪热所侵,心火之热必生疮。取本穴点刺出血,刺之前病后取,不仅能消背部的疮,还能消腹部的疮,刺血疗法,随血泄湿毒,效果立显。

委中穴:肺胃湿热,邪热炽盛,郁闭于内,阳气不得外达,取本穴施刺血疗法,可疏通经络,除热消滞。在委中穴取浅静脉点刺出血,使湿热随血而泄。

太冲穴:为肝经穴位,所注为输,取太冲以疏肝理气,清热止痛,气通火泄,疮溃可消。取1寸毫针刺入3分,留针15分钟。

**(2)组:仰卧位**

中脘穴:系任脉穴位,足阳明胃、手太阳小肠、手少阳三焦与任脉之交会穴,"腑会中脘"。外感风邪,邪入阳明,"阳明之为病,胃家实是也",毒邪入里,与积滞搏结,形成燥便,阻塞肠道,腑气不通,熏蒸肌肤,胃以通降为顺,本穴为腑会,泻之可降胃气通腑,邪热毒气随泻。毫针直刺5分,留针15分钟。

神阙穴:运脾阳,和胃理肠,温阳救逆。施隔姜灸,先用三棱针将1寸厚的姜片扎密孔,再放姜片及塔状艾绒。灸10～15分钟,可祛胃肠内的毒邪。

天枢穴:为胃经穴,若胃失和降,胃中浊毒循经泛滥,冲上肌肤,取本穴可和胃清热凉血,解毒。又,为大肠之募,大肠为"传导之官",能排糟粕出体外;大肠经上行至面,取之可疏风散热,清利肌肤湿毒,使黄水疮不蔓延。毫针刺5分。

间使穴:系心包经的经穴,虽为阴经之穴,但通阳,气通三焦,心包与三焦相表里,若心包经气郁,三焦亦不通。三焦者,决渎之官,水道出焉,三焦郁热,则气化不利,湿热蕴蒸,外发皮肤为疮。取本穴可通畅三焦气机,清热利湿。

阳谷穴：系小肠之经火穴，小肠属火，故本穴为火经火穴。风寒之邪侵入阳经，使气血凝滞，经络壅塞，气血失去流畅，则肌肤必生疮。取本穴点刺出血 1～2 滴，使邪从火经火穴泻出，疮可得愈。

内庭穴：系胃经的荥火穴，有清肠胃湿热、理气镇痛的作用。脓疱疮又痒又痛，取本穴可解除患儿痛苦。

以上两组穴，交替取之，每周治疗 3 次，4 周痊愈。特别注意：给儿童治病，因其体质稚阴稚阳，在施治时取 20 号毫针，浅刺，以防伤及正气。

## 四、天疱疮

天疱疮是一种慢性病，《医宗金鉴·外科心法要诀》上对火赤疮记载："初起小如芡实，大如棋子，燎浆水疱，色赤者为火赤疮。若顶白根赤，名天疱疮。俱延及遍身，焮热疼痛，未破不坚，疱破毒水津烂不臭。"

本病因心火脾湿蕴蒸，兼感风热暑湿之邪，以致火邪侵肺，不得疏泄，熏蒸不解，外越皮肤以发，湿热蕴久化燥，灼津耗气，故后期可见气阴两伤。

**【典型病案 1】**

刘某，男，50 岁，北戴河人，农民。1988 年夏季就诊。

3 月份起，背部起疱，逐渐延及前胸、腹部，疱有大有小，色红，发热灼痛，大疱一碰即破，流出或红或白津液。病已四五个月，于当地西医院打针治疗等不效。

[临床症状] 发病急，水疱迅速泛发于后背及胸腹，身灼热，疱鲜红，口渴欲饮，烦躁不安，便干，溲黄，舌质红绛，少苔而干，脉细数兼结。疱顶发白，触之即破，疼痛难忍。

[辨证] 毒热炽盛，气营两燔。

[治法] 清热解毒，凉血清营。

[处方]

**(1) 组：俯卧位**

大椎：大椎穴及穴位上下各点刺 1 针，加拔火罐。

取膀胱经风门、肺俞、心俞、厥阴俞，同时点刺放血。心火过盛，侵袭犯肺，致肺脏不能宣发血气，故泻肺俞、心俞、厥阴俞，可泻心火。放血后，上加拔火罐，留罐 10 分钟。

以上 4 穴，罐未起时，罐内出现稀而黏稠、色红之毒液，且见黏状泡沫，说明毒热已伤、气血两燔。治疗后，患者说："背上火烧火燎的感觉轻多了。"

**（2）组：仰卧位**

少商穴：为肺之井穴（夏治井）。肺为气道，主津液敷布，若燥热侵肺，火热邪气壅于肺，肺津被灼，肺阴受伤，可见口干舌燥，周身火热感。用小三棱针点刺出血如珠 3 滴即可。

商阳穴：为大肠手阳明之井穴，泻本穴，点刺出血如珠 3 滴，既能泻与大肠相表里的肺经火热壅盛，清金以养肺阴，又可泻相接经脉、同属阳明的胃经火热炽盛。

泻少商、商阳二井穴，毒血泻，则新血可生。

通过以上各穴的泻血疗法，第 2 天便见前胸腹及背部疱疹塌陷，部分疱疹触之疱内毒液流出，无臭味。

膻中穴：系足太阴脾、足少阴肾、手太阳小肠、手少阳三焦及任脉交会穴，八会穴之气会，各类气虚证均可取之。本患气血虚弱，取膻中补气，气能养血，气为血帅，气行血行，气血足则疱疹消。

中脘穴：为任脉穴，与足阳明、手太阳、手少阳之交会穴。心火燥热，热入阳明，外感湿邪，阻塞肠道，腑气不通，口渴不欲饮，致大便秘结，小溲赤黄。腑会中脘，取之可调腑中气机，腑气通畅，大便通，内火由大、小便而泻出。

天枢穴：为大肠之募，"大肠为传道之官"，可排腹内热邪之毒。疱疮主要因内热生毒而成疮，针刺天枢施泻法，针感腹胀，留针半小时，以和胃清热、凉血排毒。

血海穴：为脾经之穴位。脾为后天之本，脾健可输布水谷精微于全身，全身得血，血海充满，内热、邪毒不生，外邪不得内搏。《胜玉歌》记载："热疮臁内年年发，血海寻来可治之。"笔者治疗各种皮肤病经验证实，血海为"要穴"。

足三里穴：系胃经合穴，四总穴之一，可疏通经络、调和气血、强健脾胃，治病广泛，是治疗各类皮肤病的要穴。

三阴交穴：系脾经、肝经与肾经之会。治病广泛，为治疗消化系统、泌尿系统病症的要穴。经验证明，亦为治疗疔、痈、疱疹、疮溃等皮肤病之要穴。本穴可调三脏气机，祛三脏风寒湿浊，疏通三脉，活血化瘀，充养腠理。施三棱针深刺放血数滴，血色为黑紫，隔日放1次。另2次用毫针刺，平补平泻。

以上诸穴相伍，经过短短2周的治疗，背部疱疮塌陷较明显，胸腹部的疮大部未消，但疼痛、灼热感已减轻，患者要求随我去北京治疗，考虑到其去北京多有不便，于是投化毒丸早、晚各1丸。数月后接到患者来信，自称病情大有好转，症状基本消失。嘱其继续服化毒丸，疮消失后停药。

**【典型病案2】**

吕某，男，40岁，农民，北京怀柔区人。1999年7月6日就诊。

3月份沿左大腿起一串疱疮，痛甚，不敢行走，并觉浑身发热。至县医院就诊输液治疗，未效，且疱疮日益增多，迅速延及腹部、背部。

[临床症状]接诊时观察到疱疮已经遍及全身，头部都是，前胸、腹部、双大腿内侧、背部、臂膀上都有症状，皮肤上出现疮壁松弛的大疮，疱破糜烂，渗出淡红色液体。自觉心烦、身热、口渴，口舌糜烂，大便秘结，溲黄，舌质红，苔黄腻，脉弦滑数。

[辨证]心火炽盛，脾湿内蕴。

[治法]清热解毒，凉血清营，内清脾湿。

[处方]刺血疗法加拔火罐，毫针刺泻法。

**（1）组：俯卧位**

大椎穴：系督脉穴位，督为阳脉之海，又与手足三阳经脉汇聚，故为阳中之阳。阳盛则心火炽盛，点刺大椎放血，从阳论治，可清热解毒，凉血清营，兼清脾湿。

天柱穴：位于头后筋旁，足太阳之穴。足太阳为人身之巨阳，阳中之阳，火邪壅内则阳亢，阳亢致身热发疮。用最小的刺血针取本穴点刺放血，微微出血即可，可消散头部的疱疮。

肺俞透风门：毫针刺，由肺俞透风门，针尖向上，泻法。肺为华盖，居于脏腑之上，主一身之气，病延日久，心脾耗伤，肺卫不宣，腠理不固，故皮肤生疮。取肺俞既能补益肺之精气，又可养血，宣肺疏风，诸病之风由风门而入，二穴相伍，可消疮疾。

心俞透厥阴俞：心为君主之官，主一身血脉，心俞滋养心阴、温补心气，刺之可开胸除烦，行气解心火。厥阴俞系心包络之背俞穴，可通经活络、疏肝理气，并有代心行事的作用。两穴相配，对症除疾。

膈俞：为膀胱经穴，血之会。本穴养血滋阴，故称"血会"，阴血充沛，皮肤得润，虚火不生，则疱疮不发于皮肤。针尖向脊柱方向刺入，加灸盒，灸半小时，此法生血养血。

胆俞透肝俞：由胆俞进针平刺。肝胆相表里，肝藏血，主身之筋膜，《素问》曰"食气入胃，散精于肝，淫气于筋"，筋赖血之濡养，若久病致虚，津血亏损，而致肝血不足，则筋失所养，肌肤亦因肝血不足而失养。肝俞擅滋肝补血，疏泄气机，使肌肤得血之润养。《素问》曰"胆者，中正之官，决断出焉"，取胆俞以疏泄胆气，与肝俞相配。

脾俞、胃俞：由胃俞进针透脾俞。脾胃相表里，脾为后天之本，胃主受纳，取脾俞以养后天，并使胃气增强，化生有源则疱疮疾患不致泛发。

肾俞穴：肾藏精，为先天之本。若热疾入里，伤及阴血，取肾俞补益阴水，滋水涵木，肝血得生，内疾疱疮得消。

膀胱俞：为膀胱之背俞穴。足太阳之脉，行于腰中，络肾属膀胱，而膀胱之腑气，又输于此。热邪阻于本经，络脉壅塞，气血不能通达肌肤，热邪脾湿灼伤阴液。膀胱为州都之官，气化则能出矣。故取本穴可助膀胱气化，利湿清热，内热清则阴液复。

委中穴：为膀胱经穴，"所入为合"，膀胱主贮藏津液，行气化水，水之余为尿，由膀胱排出。若湿热之邪蕴结膀胱，则膀胱气化功能失调，水液潴留，湿热泛滥于内，蕴结日久，湿热逼出于肌肤而生疮。本穴属土，土气壅盛则水道不通，今泻其土穴，疏通水道，清瘀除滞，水道畅通，湿热随水之余得以泄出体外。用三棱针在委中穴浅静脉处点刺出血黄豆大3～5滴，如血量不足、色显黑紫，可加拔火罐，留罐10分钟。

昆仑穴：系膀胱经之火穴。太阳为一身之巨阳，风寒湿邪袭之，经气不畅，邪郁于内，阻滞清阳，热极生风，闭阻经络气血，而致肌肤生疮。取三棱针刺出血3～5滴，可疏利太阳，清热泻火，疱疮渐消。

**（2）组：仰卧位**

膻中穴：为任脉穴位。任脉为阴脉之海，内直心包络，气会膻中。患疾而久不愈，致情志不遂，郁怒不畅，使肝失条达，气失疏泄，而致肝气郁结，郁久化火，伤及肌肤而生疮。取本穴可行气解郁，启闭开窍，肝得疏泄则气郁消散。平刺，针尖向上刺 0.5～1 寸，留针 30 分钟。

中脘穴：为任脉穴位，腑会中脘。外感热邪，邪热入内，腑气不通，三焦气化失调，熏蒸肌肤而生疮。取中脘穴调腑气，祛内热，消疱疮。毫针直刺 5～8 分，提插补泻法。

天枢穴：大肠之募，大肠为"传导之官"，可排腹内毒邪及糟粕出体外。身体生疮与饮食有关，若暴食肥厚而中毒，使胃失和降，胃中浊毒循经冲及肌肤，取本穴可清热凉血解毒。泻天枢以调腑气，气血畅行则疱消。

章门穴：为肝经穴位，脾之募穴。本病为心火炽盛，脾湿内蕴，心火泻脏会章门，脾湿热为心火所及，取本穴能调动五脏，使脾经气注心中，调心脾以消心火，除脾湿热。

关元穴：为任脉与足三阴之会穴，小肠募穴。功能补益元阴元阳，振奋全身气机，毫针刺 5～8 分，留针 30 分钟，针上加温针灸，平补平泻。

血海穴：系脾经穴位。脾为生化之源，后天之本，脾化生血，存入"血海"。本穴治病广泛，如妇科疾患崩漏、月经不调、痛经等，并擅长治疗皮肤病，如疮溃、湿疹、疱疹、阴部瘙痒疼痛及各种瘙痒症，为治疗皮肤病的要穴。另，因为本穴是"血海"，亦为治疗贫血症的要穴，功能祛风湿热邪，邪祛气血和，疾患消。血海穴上 1 寸为经外奇穴"百虫窝"，取 3 寸毫针，由血海穴进针向上透刺百虫窝可治疗一切瘙痒症。治天疱疮可在本穴上施灸法，放灸盒，灸 30 分钟，如雪中送炭，使风寒湿热邪得化，疱疮得除。

蠡沟穴：患者久病致情志不遂，肝气不畅、郁结，遂犯于脾，脾运呆滞，湿热内蕴，运化无权，水谷不能化生精微，气无所生。蠡沟为肝经之络穴，气能入肝养阴、入胆和阳，取本穴意在围木救土，疏肝理气，导滞散瘀，消疱疮。

三阴交穴：系肝、脾、肾足三阴交会之处。笔者在治疗湿疹、瘾疹、疮溃等皮肤病时，取之有效。常施刺血疗法，取三棱针在本穴刺血，使足三阴经的风寒湿热邪随血泄出,天疱疮的疱壁即陷,随后渐渐消除。

以上两组穴,一组为足太阳膀胱经之背俞穴,系阳脉之海,另一组为阴脉之海,一阳一阴,阴平阳秘乃治。3 个疗程告愈。

## 第六节 色素障碍性皮肤病

### 一、白癜风

白癜风是一种原发性、局限性皮肤色素脱失性皮肤病,因皮肤色素脱失而产生大小不等、形态各异的白色斑片。中医文献中称为"白癜"。《诸病源候论》有记载:"白癜者,面及颈项、身体皮肉色变白,与肉色不同,亦不痒痛,谓之白癜。"又如《医宗金鉴·外科心法要诀》记载:"此证自面及颈项,肉色忽然变白,状类癜点,并不痒痛……若因循日久,甚者延及遍身。"

本病多因七情内伤,肝气郁结,气机不畅,复感风邪,搏于肌肤,以致气血失和而发。

本病症状特点为,皮肤突然出现色素脱失斑,以后渐渐扩大为形状不规则、境界清楚的白色斑片,白斑内毛发变白,边缘常绕一色素加深带,有的白斑内可见色素沉着,但皮肤无萎缩、硬化及脱屑等变化,无自觉症状。

【典型病案 1】

戚某,男,45 岁,商人。1998 年 5 月 8 日初诊。

患白癜风已 3 年余,3 年前被处罚款 40 万,情绪焦躁,数日未眠后突然发病,曾接受中医治疗无效。

[临床症状]手腕以下手背至五指全为白斑状,脉弦,舌质暗、苔薄黄。

[病因病机]内伤七情,肝气郁滞,三焦气机不畅,复感风邪而发本病。

[辨证]情志内伤,肝气郁结,复感风邪,气血失和。

[治法]疏肝解郁,养血疏风,调理气血,通经活络。

[处方]

**（1）组：俯卧位**

风门：毫针刺，取本穴疏风散寒，祛邪于表。

肝俞：毫针向脊柱刺入8分，平补平泻，可疏肝理气、泻热调气。

肾俞：毫针刺入8分，上加温针灸3段。

**（2）组：仰卧位**

期门：刺肝募可疏肝行气，活血化瘀，调畅气机，并治肝气犯胃。

中脘：可通调六腑之气，健脾和胃，补气血而养肌肤。

关元：可补真气。

腹通谷：系肾经与冲脉之会穴。可补益脾气，使脾气输布四肢，又可舒降胃气。气行则血行，手得血濡养，风邪自消。

章门：毫针刺。情志内伤而引起的肝气郁结，进而影响脾胃功能。刺章门又可疏肝理气、健脾和胃，总之围绕其病因病机而采取相应措施。

**（3）组：仰卧位**

曲泽：在曲泽穴邻近浅静脉处点刺出血3～5滴，可泻瘀行血。

巨阙：取本穴与曲泽穴相配可通心脉而振奋心阳，阳气走手而使手血气充沛。

曲池：取本穴可补大肠经气。能行气活血，疏风解表，调和气血。

合谷：取之可通经活络，益肺气，疏风解表，气血畅行，则风寒湿邪不得滞留。

八邪：为经外奇穴，位于手背各指缝中的赤白肉际处，左右共八穴。作为手背白癜风局部治疗颇为有效。施治方法，八邪点刺出血如珠。为局部取穴，刺血疗法可疏风解表，活血通络，调和气血。

中泉：亦为经外奇穴，位于阳溪、阳池穴之间，针刺5分，上加温针灸3段，第2次不针，只施隔姜灸，上加艾炷连续3次。两种治法交替取用。功能为宽胸理气、调和脾胃、温经通络、活血化滞。

外关透内关：可宽胸通络、养血安神。

以上诸穴配伍，隔日治疗1次，10次为1个疗程。在治疗9次后发现乳白色的白癜风开始变为淡粉色，当治到15次时，双手背已呈红色。共治2个疗程痊愈。

**【典型病案 2】**

钱某，男，12 岁，北京人。1999 年 7 月 15 日初诊。

1999 年 1 月发现脚面上有一米粒大的小白斑，后逐渐扩大。经某医院皮肤科诊断为白癜风。

[临床症状] 在足阳明胃经足部陷谷穴与内庭穴之间约 2cm×1cm 大小乳白色的皮肤损害。体胖、嗜食、精神良好，大、小便正常。

[辨证] 饮食不节，脾胃湿盛，湿盛困脾，阻塞经络，复感风邪，气血失和，搏于肌肤。

[治法] 健脾祛湿，通经活络，疏风解表，调和气血。

[处方]

神阙：施隔姜灸，用 1cm 厚的大姜片，密刺针孔，将艾炷放在姜片上点燃，连续燃放 3 个，灸 30 分钟，可温化湿邪，温中健运，通经活络，疏通肠胃，理气消滞。

足三里：用 30 号毫针刺入 5 分，上加温针灸连续 3 段。

隐白：取本穴施回旋灸 30 分钟，可疏通经络，健脾化湿，引阳明之气血下行，足部肌肤得养，白斑可渐消。

解溪：取之可治疗下肢因湿热导致的皮肤病。

厉兑：泻之可清利阳明湿热，活血化瘀，气血通畅则足部肌肤得养。用 28 号半寸毫针速刺出血如珠即可。

局部治疗：在皮损周围用 30 号 1 寸毫针施围刺，间隔 5 分刺 1 针，针尖向中央刺入，在施刺中要密切观察孩子的耐受力，刺后取 1cm 厚的大姜片，姜片用三棱针扎密孔，放在皮损之上，姜片上放艾炷 1～3 个连续灸 30 分钟，可除湿健脾胃。

以上组方隔日治疗 1 次，只治疗 6 次得愈。治疗 3 次后即观察到皮损由乳白色变为淡红色。由于孩子配合好，发育正常，只是由于饮食不节，胃积湿热，湿阻脉络而致病，再者，孩子患病时间短，容易治愈。半年后随访，患儿足背肤色正常，无嗜食，无肥胖。

## 二、黄褐斑

黄褐斑是指颜面出现黄褐色或淡黑色斑片，平摊于皮肤上，抚之不碍手的一种皮肤病,中医称本病为"黧黑斑",因多发于孕妇又名为"妊娠斑",又因本病常由肝郁气滞引起,故俗称"肝斑"。

本病与肝、脾、肾三脏相关,以气血不能上荣于面或有瘀滞为主要病机。如情志失调,气机逆乱,气血运行失其常度,不能上荣于面或有瘀滞,则生褐斑;饮食不节,中土转输失职,或土虚不能制水,水气上泛,气血不能濡煦,则变生褐斑;肾精受损,虚火上炎,颜面不得荣润亦可导致黄褐斑的产生。

本病好发于颧部、前额、鼻、上口唇、眼眶周围,常呈蝶形,损害为淡褐色的斑片,大小不定,形状不规则,多数边缘清楚,当色素沉着减淡时,边缘开始不清楚,有花斑出现,颜色变淡褐色,无自觉症状,不痛不痒,偶见有的病人伴有乳晕黑色及生殖器色素沉着,但一般没有黏膜损害,春、夏季斑色加重,冬季减轻,多见于中青年女性。

本病要与雀斑、女子颜面黑变病及化妆品伤害引起的皮炎相鉴别。

【典型病案】

刘某,女,39岁。2002年3月6日初诊。

面部黄褐斑14年余,美容护理及中西医多次治疗均无明显效果。

[临床症状]面部黄褐斑呈蝶状,色素沉着,深褐色,境界清楚,无自觉症状。烦躁易怒,手足发凉,腰酸,月经提前5～7天,色淡。肋胀痛,失眠,大小便正常,脉弦,舌质暗、无苔。

[病因病机]肝肾阴亏,情志不遂,气血瘀滞于面而形成褐色斑。

[辨证]肾阴不足,肝郁气滞,气血失和。

[治法]滋阴补肾,疏肝理气,调和气血,通经活络。

[处方]

**(1)组:俯卧位**

肾俞直刺、上加温针灸,配太溪为"俞原配穴法",再配关元俞可培补肾阴、潜肾阳,关元俞直刺8分。

胆俞透肝俞刺入1.5寸,泻法,泻肝胆瘀滞、气郁;胃俞透脾俞刺入1.5寸,泻法,泻脾胃湿滞;膈俞针尖向脊柱斜刺入1寸,针感向下或沿肋骨向前放散;肺俞透风门,针尖向上透至风门1.5寸,泻法,疏泄风邪。胆俞透肝俞、胃俞透脾俞、肺俞透风门3组透穴只施2次泻法,余者施补法，以顺经为补，保护正气。

大椎：用三棱针点刺出血加拔火罐。

心俞：针尖向脊柱斜刺 1 寸。

委中：用三棱针施刺血疗法出血黄豆样大 3～5 滴。委中系膀胱经穴，又名血郄，可清泄血分瘀热，清热解毒、活血通络、消肿消斑，为治疗一切皮肤病之要穴。

至阳：针 5 分，上放灸架粗艾条施灸 30 分钟。可通阳气、宽胸利膈。

**（2）组：仰卧位**

百会：针尖向前平刺入 1 寸。

印堂、太阳穴：三棱针点刺出血少许，可活络疏风、镇静安神、疏风散热，宣通面部气血，促使面部消斑。

阳白：为胆经之穴，系足少阳、阳维之会，针尖向下平刺入 5 分，气达眉上。

下关：直刺入 5 分，上加 1 段艾炷施温针灸。下关系胃经与胆经之会穴，此穴可兼通两经之气，气为血帅，气行则血行，血行则瘀斑散。

颧髎：系手太阳小肠经穴，又与手少阳三焦经交会，三焦主人之一身气机，三焦经之气失畅，则诸经气机紊乱。其两经循行于面部，经气不畅则滞，气滞则血瘀，故面部生瘀斑，取本穴施提插泻法可通达两经，散邪化瘀，消斑，为循经邻近取穴法。针尖向内眼角方向斜刺入 5 分。

以上面部穴位配伍，均为双侧取穴，面部针刺手法要轻。

**（3）组：仰卧位**

膻中：直刺 8 分，不施手法。

关元：毫针入 8 分，上加温针灸 1～3 段。可扶助气血，滋阴补肾，肾阴、肝血得补，可上荣于面，使面部诸斑得消而显现光泽。

曲泽：在本穴邻近浅静脉处点刺放血 3～5 滴，可清营凉血，疏泄邪热，通经活络，气血畅通得以上荣于面。

曲池：有疏风解表、调和气血之功，为治疗皮肤病的重要腧穴，《马丹阳天星十二穴治杂病歌》说"遍身风癣癞，针着即时瘳"。亦为强壮穴之一。此穴针刺 8 分。

合谷：毫针刺，可疏风解表、镇痛、通经活络。

阳陵泉：系胆经之合穴，"所入为合"，又是八会穴之筋会穴。可疏肝利胆，理气散斑，清泄湿热，配肝经之络穴蠡沟可疏肝解郁、调畅气机，再配太冲（太冲系肝经之输、原穴。肝血虚弱，易致肝气不舒，气郁化火，可循经上注，郁于面部肌肤），可疏泄肝气，清热化瘀，通经活络。并与肝俞、太溪相配，可滋补肝肾精血，使阴血上荣于面。

太溪：为肾经输、原穴，患者久病伤阴，肾精肝血不充，刺之能滋阴补肾，养水涵木，阴血充足，则虚火下降，内风不生，面部光泽。此穴为敏感穴，手法要轻，施补法。

足三里：毫针刺，滋补气血，健运脾胃。

以上三组穴轮流施治，10 次为 1 个疗程，隔日治疗 1 次，并投方药：生熟地各 15g，山萸肉 10g，怀山药 10g，白术 10g，女贞子 10g，枸杞子 15g，泽泻 10g，云苓 15g，丹皮 10g，当归 10g，白芍 10g，柴胡 10g，丹参 15g，陈皮 10g，泽兰 10g。二地、山萸肉、枸杞子、女贞子补益肝肾，泽泻、云苓淡渗利湿，以泻肾浊，丹皮、当归、白芍养血凉血敛阴，柴胡、陈皮疏肝理气，丹参、泽兰活血化斑。

针药并举治疗 15 次后，症见斑出现花斑状，色淡。这时嘱患者停服中药，针灸继续上方，又治疗 15 次，诸症皆消。月后来复查，面部黄褐斑色素沉着不见，皮肤光润，月经基本正常。

## 第七节　真菌性皮肤病

### 一、头癣

头癣是发于头部的真菌性皮肤病，此病一般分为白癣及黄癣，多发于小儿及少年，不疼，日久蔓延成片至全秃。多因剃发不慎，伤及皮肤，外风袭入，结聚不散，致气血失和，皮肉干枯，发为白秃，久则发落，根无荣养，形成斑秃，或因胃经积热，热则生风，风热则化生虫，风盛则起白屑，热盛则发焦脱落而成秃疮，久则伤及毛孔组织不再生发。

黄癣初起时毛囊口周围轻度炎症，有少量鳞屑，以后出现黄痂逐渐扩大，呈圆形碟状，中央附着牢固，周边游离，此为黄癣痂，融合成片有腥臭味，毛发干燥，无光泽，逐渐脱落。

白癣，初起时头皮有灰白色鳞屑渐扩大，境界清楚，患处毛发失去光泽及变脆，容易折断，病灶可互相融合，愈后可生新发。

【典型病案】

李某，男，18岁，农民。1963年3月初诊。

[临床症状]自6岁起患黄癣，几乎全秃，满头仅有几根短毛发。舌苔薄黄，脉弦细，二便正常。

[病因病机]胃经积热，热则生风，风盛则起白屑，热盛则发焦而脱落形成秃疮。

[治法]疏风解表，清胃健脾，通经活络，宣肺理气。

[处方]

百会：刺血，泻风邪、泻火热，火邪清则通行气血，活血通络。

风池：毫针刺，可疏散风邪，风邪散则经络通，经络通则气血至，气血充盈，风邪自灭。

风府：针刺本穴可疏通督脉及诸阳脉之经气，清热、祛风、和血、荣发。

印堂：点刺放血2～3滴，有清泄之功。

太阳：经外奇穴，点刺放血2～3滴，凡头面皮肤病在本穴施刺血疗法，其效为佳。

四神聪：点刺出血，可泻头部风湿及热邪。

耳尖：经外奇穴，经验证明，此穴除治眼疾之外，还能治疗多种病症，笔者在治疗皮肤病中，凡头面部疮疡、皮疹、皮癣均取本穴。用三棱针点刺出血3～5滴为佳，头癣再配耳后静脉点刺出血少许即可。

头维：取此穴既能健脾和胃，疏肝解郁，又为邻近取穴，先用三棱针点刺出血少许，第2次只针刺不放血，针刺与放血交替施治。

率谷透角孙：由率谷慢进针至角孙平刺，提插数次，快速出针，不按针孔。率谷系胆经在头部的穴位，为足少阳胆经与足太阳膀胱经之会，角孙系三焦经穴位，为手足少阳、手阳明之会，两穴相透，可疏通多经气血。

列缺：用毫针沿皮斜刺0.5～1寸，提插补泻法。取列缺宣发肺气，通调水道，清热除湿，活血通络，调和阴阳。

本病为疑难病症。经过 5 个疗程才得愈（10 次 1 个疗程，隔日治疗 1 次）。除针灸治疗外，外涂野菊花膏（夏季嘱其自采野菊花，将野菊花加少许大蒜捣成泥并加蜂蜜调匀，涂敷，每日 1 次）。停止治疗时头部癣痂全部脱光，原毛囊组织呈肿胀样，现已平塌，头皮原为黄色，现已发青白色，半年后，长出乌黑头发。

## 二、体癣

体癣是生于体表的一种浅部真菌病，又称圆癣。民间俗称金钱癣或铜钱癣。《诸病源候论》记载："圆癣之状，作圆文隐起，四畔赤，亦痒痛是也，其里亦生虫。"

本病初发淡红色斑点，渐渐扩大为圆状鳞屑炎症红斑，境界清楚，边缘明显，微高起皮肤，多见丘疹样。临床要注意与银屑病相鉴别，本病基底没有筛状出血点。

【典型病案】

宋某，男，35 岁。1998 年 10 月初诊。

5 年前患病，初起时曾求治于中西医，无明显效果，遂放弃治疗，今又痒剧难忍，特来我处就诊。

［临床症状］体癣发于左肩下部，皮损约 9.5cm×6cm，近圆形，中心在手阳明大肠经所过之处，病程 5 年，剧痒，搔抓后有痛感。口渴，急躁，脉弦数，舌质红、苔薄黄，睡眠、二便正常。

［辨证］内有蕴热，复感风湿邪，阳明经脉受阻。

［治法］清热利湿，疏风止痒，通经活络。

［处方］

商阳：三棱针速刺出血 2～3 滴，可泻湿热，疏风止痒，兼泻胃热止渴。

合谷：毫针刺，通经活络。

曲池：清热祛风、通经活络、调和营卫、健脾胃。本穴还有特殊之功能，即走而不守，气可直达病灶，能宣导气血、开泄腠理。

局部治疗：

（1）体癣中央施三角刺，用三棱针点刺 3 针，呈三角状出血，加拔火罐，火罐既要扣住 3 个针孔，又要扣一半正常皮肤，否则罐子拔不住，拔

10 分钟。起罐后观察血象，一般为稀薄色淡之血水，为湿邪随血而泄。

（2）围刺：施 2 寸毫针多针围刺，斜刺进针 1.5 寸，捻转出针，出针后不按针孔，同时体癣中央直刺，用 1.5 寸毫针刺入 8 分，上加温针灸 3 段。围刺可使体癣发病局限，不再向外扩散，又可宣通皮下气血，通阳气，温针灸可温通气血、温化湿邪。

以上局部治疗的两种方法交替运用。商阳、合谷、曲池可为 1 次治疗。

本病经过 5 次治疗得愈。

## 第八节　神经功能障碍性皮肤病

### 一、皮肤瘙痒症

皮肤瘙痒症是常见的一种自觉瘙痒而无原发损害的皮肤病，多因血虚风燥肌肤失养、卫气不固，或因风湿蕴于肌肤，不得疏泄，或肺的宣发肃降功能失常，使肺气不能濡养皮肤而致。

本病自觉瘙痒，多为阵发性，或昼轻夜重，重者心烦意乱影响睡眠。以表皮观察本病初发时并没有皮肤损害，主要是经常搔抓，患处可出现抓痕、血痂、色素沉着及苔藓样或湿疹样变。由于搔抓感染的较少见。

【典型病案 1】

姜某，女，67 岁。1998 年 11 月 3 日初诊。

素体虚弱，皮肤瘙痒症发病已数年，夜间痒甚，迭经中西医内服、外敷用药治疗，无明显效果。

［临床症状］皮肤干燥，有明显抓痕。舌质淡、苔薄白，脉弦滑。

［病因病机］血虚生风，卫气不固，肌肤失养。

［治法］养阴润肺，疏风止痒，温通经脉。

［处方］

（1）组：俯卧位

风池，毫针刺。

肺俞透风门。

心俞、膈俞、肝俞三穴针尖向脊柱刺入 8 分。

肾俞直刺，上加温针灸。

命门加隔姜灸。

**（2）组：仰卧位**

膻中、中脘、气海、神阙放灸架直接灸。

风市、曲池、合谷、内关、足三里、太溪毫针刺。

以上两组穴轮流取之，背部腧穴施迎随补泻法，针尖向下刺随经而走为补法。腹部的腧穴刺入后得气即可，不做提插、捻转，以防止伤害脏腑。余穴平补平泻，1 周治疗 3 次，隔日治疗 1 次，10 次为 1 个疗程，患者治疗 1 个疗程后告愈。嘱服中成药参苓白术丸、加味逍遥丸善后。3 年后随访无反复。

**【典型病案 2】**

祁某，女，40 岁。

患皮肤瘙痒症已 6 年，夏季痒甚，求治中西医多次，无明显效果。

[**临床症状**] 患处皮肤因搔抓而呈糜烂状，畏风，体胖，苔白腻，脉滑数，月经淋漓不断，二便、睡眠正常。

[**辨证**] 风湿蕴阻，肌肤失养。

[**治法**] 健脾和胃，祛风利湿，养血润肤，温通经脉。

[**处方**]

**（1）组：俯卧位**

肺俞透风门：用 1.5 寸毫针由肺俞刺入、逆经透风门穴泻法，留针 20 分钟，可宣肺疏风，解表止痒，通经活络。

胃俞：取本穴施刺穴放血疗法，可化湿浊，使湿邪随血而泻。

脾俞：取之可除水湿、助运化、补脾阳、益营血。

委中：用三棱针在此穴邻近的浅静脉点刺放血 10ml，可清泻湿浊，活血通络。

肝俞、膈俞：肝俞用毫针向脊柱刺入 8 分，可疏肝理气、滋阴补血，阴血足则风邪散，再配"血会"可养血滋阴，体现治风先治血、血行风自灭之意。

命门：针 3 分，上放灸架粗艾条施灸 30 分钟，可培元补肾、固精壮阳,肾阳足可助脾阳,脾阳盛可化湿浊。

**（2）组：仰卧位**

中脘：毫针刺,可健脾运、祛胃中湿浊,通利三焦之气机。

天枢：毫针刺,为调中和胃、理气健脾的要穴之一。

阴陵泉：毫针刺。为治湿邪之要穴,可健脾利湿,化瘀滞、通经活络。

气冲穴：毫针刺。气冲穴为足阳明胃经穴位,为冲脉之始,冲脉与任脉同起于胞中,冲为血海,取本穴可以使胃经气血灌溉血海,使胞宫气血充盛。

神阙：隔姜灸 30 分钟,可疏风消湿,效果奇佳。

足三里：毫针刺。久病 6 年,中气已伤,取本穴可健脾和胃,疏风利湿,益气养血。

隐白：毫针刺,有调气血、益脾胃之功。

曲泽：用三棱针点刺浅静脉出血 3～5 滴。可泻血中之湿热,为治疗皮肤病良穴。

**（3）组：坐位**

太阳、印堂：点刺出血如珠 2～3 滴。可泻头面部之风邪。

风池：毫针刺,刺本穴可疏散风邪。

风府：毫针刺,亦为治疗风湿邪气之要穴。

以上三组穴配伍,轮流取之,隔日治疗 1 次,只治疗 9 次诸症得消,特别是月经淋漓得止。月经之疾缘于湿邪阻郁冲任,经清泻湿邪,冲任经脉畅通,气血得养,月经复于正常。

笔者经验,在治疗女性患者（11～50 岁）时除要注意月经情况,还要注意调理脾胃,在许多疾病的发展与转归中,脾胃起着重要作用,气血生化有源,则康复有望。

## 二、神经性皮炎

神经性皮炎是一种慢性皮肤神经障碍性皮肤病,临床以皮肤呈苔藓样变和阵发性剧痒为特征,属中医"牛皮癣""摄领疮"范畴。《外科正宗》顽癣记载："如牛项之皮,顽硬且坚,抓之如朽木。"

中医认为,情志内伤、风邪侵扰是诱发本病的因素,营血失和、经脉失畅、气血凝滞为病机所在。笔者在临床中常将本病分为 3 型：肝郁化火型，风湿蕴阻型，血虚风燥型。

【典型病案】

彭某，男，50 岁，干部。1988 年 10 月 20 日就诊。

患者年轻时每年 3 月均下海捕鱼，患神经性皮炎，至就诊时已 20 余年，患处皮肤增厚，瘙痒。

［临床症状］经检查皮炎发在项部，皮损粗糙增厚坚硬，皮损面 10cm×4cm，上有碎屑，痒甚。脉濡缓，舌淡苔薄白，大便正常。夜间痒甚。

［病因病机］3 月份海水较凉，下海几个月感受风寒湿邪而发病。

［辨证］寒湿蕴阻，肌肤失养。

［治法］祛寒利湿，养血润肤，通经活络。

［处方］

**（1）组：俯伏位**

局部用三棱针在皮损的周围点刺放血，间隔 5 分刺 1 针，皮损中间施三角刺，放血的针孔不能按压，用消毒干棉球轻轻擦去血，以使针孔继续排出病邪。

配穴百会平刺，平补平泻法，大椎穴用三棱针刺入 3 分，然后加火罐以拔坏血。

**（2）组：屈肘拱手坐位**

局部用 28 号或 26 号 1 寸半的毫针围刺，配百会、风府、风池三穴泻法，曲池、列缺二穴平补平泻。

**（3）组：俯卧位**

局部施刺血疗法（同 1 组）放血后，手持粗艾条在皮损处施走灸法 30 分钟，大椎穴施隔姜灸，切大姜片约 1cm 厚，在姜片上用三棱针密刺孔，上加艾炷，灸 3 个艾炷恰好是 30 分钟。再配委中浅静脉放血。

以上三组穴轮流取之，隔日治疗 1 次，10 次为 1 个疗程，三组穴相配可疏风祛寒、清泄陈湿、活血化瘀、通经活络、调和气血，诸邪得除，经络通畅，新血必生，肌肤滋养。当治疗第 5 次时，皮损肌肤见软、色呈红润、瘙痒减轻，治到第 9 次已见患处皮肤呈有光泽并显现出皮肤细纹，患者也说已不痒，至此停止治疗。后令患者 1 周后来复查，已见皮肤光滑并长出细毛发。2005年曾随访，17年来一直未复发。从此案例也可以看出，针灸治疗的优势不可低估。

## 第九节　皮肤附属器官疾病

### 一、痤疮

痤疮是青春期常见的一种慢性毛囊、皮脂腺炎症性疾病，好发于面、胸、背部，男性多见。本病中医称为"粉刺"。《医宗金鉴·外科心法要诀》记载："此证由肺经血热而成，每发于面鼻，起碎疙瘩，形成黍屑，色赤肿痛，破出白粉汁。"

本病多因饮食不节，过食肥甘厚味，致胃积热，后延肺胃湿热，复感风邪而发病，也有遗传因素。有的青年在青春发育期间，面部出现轻微的小疙瘩，为正常皮脂分泌，慢慢会自然消失，可不予治疗。但如果长年不消，即发展为丘疹性炎症性痤疮或脓疱、囊肿、结节等影响美容，必须加以治疗。

【典型病案】

邢某，男，34岁。1997年3月9日初诊。

20岁时患痤疮病，迁延不愈。患者为箱包经销商，生活无规律，常饮酒，喜冷饮。

［临床症状］面部囊肿、脓疱状痤疮为多，发布在额头及鼻旁、腮部，前胸、后背散在，潮红、痒痛。大便干，小溲黄，脉弦滑，舌苔黄腻。

［病因病机］饮食不节，肺胃积热，复感风邪而发本病。

［辨证］湿热内蕴，外感毒邪。

［治法］清肺胃湿热，通经活络，佐以解毒。

［取穴］

（1）组：俯卧位

大椎穴，用三棱针点刺出血3～5滴，加拔火罐。

肺俞透风门，平刺，针尖向上透刺入1.5寸，施轻进重退手法3次，以泻肺热、祛风邪。

胃俞透脾俞，平刺针尖向上透刺入 1.5 寸，手法同上。

委中，用三棱针在其穴邻近的粗浅静脉点处放血 3～5 滴，可清热解毒、活血化瘀、通经活络，为治疗血热毒邪、诸痛疮疡及各种皮肤病的效穴。

**（2）组：仰卧位**

中府：施泻法，针 3 分（不可深刺），以针感胀麻或向胸部、肩臂部放散为度。可疏风解肺热，使蕴积之邪得除，肺气宣发有力。

印堂、太阳：印堂点刺出血 3～5 滴，可泄头面之风热湿邪，活血散瘀结肿，配太阳穴刺血疗法，刺后用手挤出血 3 滴即可，诸邪随血而泄。

中冲：速刺出血 3 滴可疏通心络，泄湿热。

鱼际：针入 5 分施提插补泻法的泻法，泻肺火。又配（1）组之委中，可治疗胸背部及全身的痤疮。

再配商阳穴，速刺出血 3 滴，可以清泄大肠经、肺经邪热。

行间穴：毫针刺，有疏经活络、清热泻火、疏肝理气之效。

**（3）组：俯卧位**

挑刺疗法：在背部可对囊肿、脓疱、硬结痤疮施挑刺疗法，可疏通经脉、清热解毒。此法为治疗痤疮的重要方法，往往在背部施该方法后，面部痤疮也会较快消退。

面部痤疮，如有脓疱，可用 26 号毫针将疱顶点破，然后施齐刺，绝不能挤捏，以防遗留硬结，影响美观。

三组穴轮流施治，隔日治疗 1 次，迁延 10 余年的疾患仅治疗 10 次便愈，可谓快捷。

## 二、脂溢性脱发

脂溢性脱发，是一种主要发生于中壮年人的皮肤病。多见于男性，亦可见于部分女性。症见头发油腻，或有大量的灰白色鳞屑脱落，自觉瘙痒，病程迁延日久，在头顶部位或者前额两侧，呈均匀性或对称性脱发。中医称本病为"发蛀脱发"。

笔者在临床治疗中，常将本病分为 4 型：胃肠湿热型，气血热盛型，气滞血瘀型，肝肾阴亏型。现以胃肠湿热型及肝肾阴亏型为例以示针灸治法。

**【典型病案1(胃肠湿热型)】**

夏某,男,28岁。1989年3月10日就诊。

患脂溢性脱发2年。

[临床症状]头发稀疏,头发多油质分泌物,头皮、颜面皮肤光亮,头皮痒甚,脱细屑。舌质红、舌体胖、苔黄腻,脉滑数浮,喜凉饮。

[辨证]肠胃湿热,脾失健运,复感风邪。

[治法]清热利湿,健脾和胃,疏风宣肺,活血通络。

[处方]

**(1)组:坐位**

百会、四神聪、风池、风府、头维、通天、神庭,毫针刺。

曲泽,邻近浅静脉处点刺出血3～5滴为度。

商阳点刺出血如珠。

**(2)组:俯卧位**

肺俞、风门点刺出血加拔大号罐(一罐拔二穴),10分钟后起罐。

胃俞、脾俞点刺出血加拔大号罐(一罐拔二穴),10分钟后起罐。

大肠俞、小肠俞亦为点刺出血,拔罐同上。

肾俞针8分,上加温针灸。

委中附近浅静脉点刺放血10ml。

**(3)组:仰卧位**

中脘、天枢、神阙、阴陵泉、足三里、内庭毫针刺。

公孙穴点刺出血如珠。

关元针刺8分,上加温针灸连续3段。

三组穴,只解释通天、神庭、关元。其他穴位功能在前各案中均已说明。

通天穴位于百会左右各一穴,气通胆经、督脉。取本穴既可疏散胆经上攻头部之火,又可疏散头部风热,用三棱针点刺出血,风热随血而泻出。风热泻出,头皮得养,发得生。

神庭穴系督脉穴,为足太阳、阳明、督脉之会。取本穴可通太阳经、散表邪、行督脉气、开清窍、泻风湿邪热。毫针刺,针尖向下刺入5分,泻法。

本病取关元穴之意,因关元属任脉,为小肠之募穴,足三阴与任脉之会。患者胃肠为湿热所困,日久必伤阴血,血虚则不能荣发,补此穴可滋阴补血,阴血充足头部得养,发得生。

以上三组穴交替取用,经过20次的治疗,患者明显感觉腹部舒适,大便正常,饮食正常,已不贪冷饮,睡眠已安,舌苔已退黄,脉趋平和。又继续治疗10次,发现头皮显现青色,柔软,油性大减,并长出头发。停止治疗嘱1个月后复查。月后可见长出寸发,但头发不黑、不润泽。毛发的润养来源于血,其生机则根源于肾气,故在患者脾胃功能已恢复正常的情况下,嘱其早服六味地黄丸、晚服金匮肾气丸1个月。半年后长出满头乌发。

### 【典型病案2(肝肾阴亏型)】

张某,男,32岁,部队战士。1989年5月10日就诊。

脱发严重,近1年来乏力纳呆,便干,三四日一行,小便黄。

[临床症状] 头发稀疏,头顶已脱光,头两侧发还有少许,精神萎靡不振,乏力,腰痛,头晕,大便干,小便黄。舌质暗红、舌边红、苔黄腻,口苦,脉弦滑。

[病因病机] 肾其华在发,肾阴亏损,必不能荣发而致发脱。

[辨证] 肝肾阴亏,气血失和,血不荣发。

[治法] 滋补肝肾,调和气血,通经活络。

[处方]

**(1)组:俯卧位**

肝俞、膈俞:二穴针尖向脊斜刺8分,补法。

肾俞:针8分,上加温针灸。

大肠俞:毫针刺。

风门透肺俞:由风门穴进针向下透肺俞,补法。

涌泉:毫针刺。涌泉穴为肾之井木穴,肾气源于此,有泉涌之象,肝肾不足,阴不制阳,水不涵木,则虚阳上火,清窍被伤,发失荣养,故取本穴意在滋阴水于下,涵养肝木,引虚火归元,使阳复于正位,无浮于外。

**(2)组:仰卧位**

膻中、中脘、天枢、气海、足三里、三阴交:毫针刺。

关元：针 8 分，上加温针灸。

血海：刺 1 寸，上加温针灸，连续 2 段。血海为补血养血的要穴，故取。

**（3）组：坐位**

百会穴：针尖向前刺入 1 寸，泻法，泻头部邪热。

神庭：针尖向下刺入 1 寸，平补平泻。

头维：毫针刺。头维属胃经，为足少阳、阳明、阳维之会，取本穴可疏肝解郁，健运脾胃，化湿浊，使气血生化有源，促进毛发生长。可配神庭、通天、风池、风府。

后顶：毫针刺。患肝肾阴亏日久，头部瘀血阻络，取本穴可疏通督脉经气，活血化瘀。

通里：毫针刺。通里系心经之络穴，心主血，取通里可滋阴养血，头得血养，毛发必生。

足窍阴：用三棱针点刺出血如珠。足窍阴属足少阳胆经，本穴刺血可泻少阳经气，此为上病下治之法。

三组穴轮流取用，隔日治疗 1 次，10 次为 1 个疗程。

以上三组穴配伍，托里扶正，滋补肝肾，活血养血，通经活络，宣通头部经气，经过 3 个疗程治疗，患者精神焕发，饭量大增，二便正常，头皮柔软变青色，并开始生毛发，嘱其服七宝美髯丹和杞菊地黄丸 15 日以善后。

## 三、酒渣鼻

酒渣鼻是发生在面部中央和鼻部，红赤并伴有局部组织增生肥厚的慢性皮肤病。本病发展缓慢，先发于鼻、颊、额部，初发多见于面中部红斑，红斑初期为暂时性，饮酒精神兴奋时红斑明显，日久红斑持续不退并发毛细血管扩张。在红斑基础上出现丘疹，高于皮面，有的变为脓疱，此时毛细血管扩张更加明显。若迁延不愈，鼻部结缔组织增生会呈结节状。病到晚期难以治愈，若在初发期治愈率较高。

中医认为本病系素体阳热过盛，加之饮食不节，或烟酒过度，以致肺胃积热与血相搏，上熏头面，再遇风邪外束，血瘀凝结而成。

## 【典型病案】

滑某,男,40岁。1998年4月5日初诊。

病程已10年,有家族史。初期鼻部有红斑,饮酒后明显,微痒,后逐渐加重,但未及时治疗。喜饮酒,量大。

[临床症状]鼻及面部有红斑、丘疹,鼻部结肿。口渴喜冷饮,口臭,便干溲黄,心烦,舌红、苔黄腻,脉滑数。

[病因病机]因饮食不节,肺胃积热上蒸,复感风冷之气,冷热相搏,致血瘀凝结而生。

[治法]通经活络,清肺胃积热,活血化瘀。

[处方]

**(1)组:仰卧位**

印堂、太阳穴:印堂顺经速刺2针出血3~5滴,太阳穴点刺出血3滴,两穴为治疗面部皮肤疾患之要穴,笔者常联合应用。

素髎:点刺放血。可宣泄鼻部湿热、泻火凉血。

迎香:毫针刺入1~2分。迎香系大肠经所终止穴,为手、足阳明之会,又,肺与大肠相表里,故刺迎香一穴,可清泄大肠、胃、肺三经之热。

合谷:毫针刺,可泻大肠与肺之邪热,行气凉血、通经活络、活血破瘀。

厉兑:三棱针速刺出血,刺后左手挤压二趾腹,血方可畅出,3滴或如珠即可。清泻上烈之胃火,引火下行,火泄则血凉,诸症可消。

**(2)组:俯卧位**

肺俞透风门:逆经平刺1.5寸,泻法,可宣泄诸阳之热,调理肺气。

胃俞:点刺放血3~5滴,可清泄胃火,化湿消滞。

以上两组穴轮流施治,双侧取穴,10次为1个疗程,隔日治疗1次。该患者配合较好,只治疗1个疗程即痊愈。

## 四、斑秃

斑秃系突然发生于头部的无炎症的局限性脱发。本病特征为头发突然片状脱落,脱发处头皮鲜红光亮,状如涂油,故中医称为"油风",在民间俗称为"鬼舐头"。

本病多见于中年男女,无自觉症状,常无意中发现,脱发区呈斑片状，有的圆形、有的椭圆形或不规则形，表面光滑，有些患者开始头上发现一小片，继而发展为全秃。

**【典型病案1】**

沈某，女，38岁。1997年3月20日初诊。

晨起梳头时忽发现头发脱落1片，即来就诊。

[临床症状] 头右侧有一圆形脱发斑片，余发发质干燥，睡眠不好，便干溲黄，面色无华，舌质暗、苔薄黄，脉弦滑。月经错后7～8天，色黑、有血块，来潮两乳疼痛、两肋痛，烦躁。平时因与爱人关系不好，常生气。

[病因病机] 肝肾虚亏，阴血不足，风邪乘虚而入，风盛血燥，发失荣养，则脱落。

[治法] 通经活络，滋补肝肾，养血祛风。

[处方] 局部围刺及周围点刺出血交替施治，取阳明经及五脏俞等，兼服中药。

**（1）组：俯卧位**

肺俞透风门：肺俞透风门可疏风于表，又因膀胱经循行于头部，故能疏通头部经气。

肝俞：毫针刺。可养血柔肝，滋阴潜阳，并可疏肝理气，肝血足则能荣养肌肤、皮毛。

膈俞：毫针刺。取本穴可养血滋阴、安神定志。

**（2）组：仰卧位**

天枢：毫针刺，以治便秘。

中脘、足三里：毫针刺，通降胃气，促进脾胃生化。

**（3）组：局部治疗**

用小皮针在斑秃周围点刺放血，间隔3分刺1针，见血少许即可，然后用粗艾条施回旋灸，将艾条一端点燃，在距离病灶约1寸处施灸，患者感觉温热而不痛，灸至皮肤发红为度，时间20～30分钟。

用1.5寸毫针在斑秃处围刺，间隔5分刺1针，针尖向斑秃中央刺入。平补平泻手法，得气后，施隔姜灸，取1cm厚的鲜姜片用针扎密孔，上置大艾炷点燃后，放在斑秃片上，当病人感烫时，调整姜片位置，待艾炷不热时,再换炷继灸,至皮肤潮红湿润为度,可灸 3～5 壮,隔日 1 次。局部两种治法意在使斑秃不再扩大,宣通局部经气,活血通络。

以上三组穴轮流施治,隔日治疗 1 次,10 次为 1 个疗程。同时内服汤剂每日 1 剂。方药:制首乌 15g、熟地 15g、枸杞子 15g、菟丝子 15g、桑椹 15g、女贞子 15g、旱莲草 10g、当归 10g、生芪 40g、白芍 15g、川芎 10g、天麻 10g、远志 10g、酸枣仁 10g、玉竹 10g。方中熟地、枸杞子、菟丝子、女贞子、桑椹、旱莲草滋阴益肾;生芪、当归、白芍益气养血柔肝,川芎、天麻祛风活血,远志、酸枣仁安神益志,养肝宁心。

针灸 15 次,内服中药 25 剂,斑片红润并长出细发。2 个月后来复查,一切症状得解,皮损消并长出乌黑头发,而且全头发质光滑乌黑。

【典型病案 2】

刘某,男,27 岁,部队某部司机。1999 年 4 月 6 日初诊。

1998 年 10 月份突然脱发,乏力,失眠,头晕,无法从事驾驶工作,曾内服外敷药物多种,无明显效果。

[临床症状]头发已全部脱光。遗精盗汗,失眠多梦,心悸,乏力,头晕,面色无华,腰腿酸软,舌质红、无苔,脉缓弱无力,纳差,大便稀,小溲频。

[辨证]肾精亏损,肝血不足,风胜血燥。

[治法]滋补肝肾,养血活血,疏风通络。

[处方]

(1)组:俯卧位

肝俞透胆俞:由肝俞进针至胆俞,顺经补之,上加灸架施灸 30 分钟。可滋阴补血,养血柔肝。

膈俞:针尖向脊柱斜刺入 1 寸,上加隔姜灸。可双补气血。

肾俞:毫针刺。可补肾助精。

厥阴俞透心俞:取二穴透刺,上加灸架灸 30 分钟。疏肝通络、调理气血、安宁心神,则失眠可解。

(2)组:仰卧位

大赫:毫针刺,取本穴可补肾阳,固摄精液。

三阴交:毫针刺,本穴为三经阴血会聚之处,故刺之可滋阴补血、生精。肾其华在发,肾精固、阴血足则能荣养头发。

下巨虚:毫针刺,取本穴可升清降浊,健运脾胃,脾胃健则肾气旺盛,肾气盛则肾精固,头发得生。

**（3）组:俯伏位**

百会:取本穴针刺,针尖向前平刺入 1 寸,提插泻法。操作应"三退一进,紧提慢按",稍停即将针提出体外。意在清热解表、疏风通络。第二次取百会施回旋灸 30 分钟。温通头部经脉,调和气血。

风府:毫针刺。可宣散头部风邪,通调督脉经气。

风池:毫针刺。可通经活络、调和气血、疏风解热,使气血上荣于头,利于毛发生长。

通天:取本穴用三棱针点刺出血,可宣通头部之清气,升清阳,清阳通,则血可活,以助发长。

列缺:毫针刺,可补益肺气,气行则血行,气率血行于头部,可促进毛发生长。

以上三组穴配伍,刺之有理,灸之有道。恶血不除,新血不生,故施刺络放血,经笔者长期临床体会,刺血疗法,治病迅速见效快。施灸法能通经活络,祛除外邪,促进功能。毫针刺,或有泻有补,或先泻后补,各有其理,使脾胃肝肾均得到调理或补益。

在针灸过程中同时加服扶助正气之方药 12 剂:制首乌 15g、熟地 15g、枸杞子 15g、侧柏叶 10g、补骨脂 10g、桑椹 10g、女贞子 12g、旱莲草 10g、当归 10g、生芪 30g、白芍 10g、川芎 10g、续断 10g、牛膝 10g、远志 10g、酸枣仁 10g、大枣 5 枚。方中:制首乌养血益精、平补肝肾兼润便乌发,熟地、枸杞子、续断、补骨脂、桑椹、女贞子、旱莲草滋阴益肾,生芪、当归、白芍益气养血柔肝,川芎活血祛风,侧柏叶益阴凉血,远志、酸枣仁宁心安神。

隔日治疗 1 次,在治疗至 15 次时,遗精止,精神好转,头晕乏力等症解,头发开始见长,但较稀疏,半年后长出乌发。

## 第十节 物理性皮肤病

### 一、日光性皮炎

日光性皮炎是指皮肤由于强烈的日光照射而出现红斑、水肿或水疱等损害,患者自觉瘙痒、灼热、刺痛。

本病属中医"日晒疮"范畴。多由禀赋不耐,皮毛腠理不密,复感风热之邪,致热邪不得外泄,郁于肌肤所致。

【典型病案】

高某,女,50岁。1998年7月20日求治。

患日光性皮炎已多年,每到夏日太阳强烈照射即发红斑,瘙痒疼痛。

[临床症状] 暴露部位皮肤潮红,呈水肿状,耳、面、手臂皮肤损害,触之灼热,皮肤棕色、无光泽、干燥,烦躁,胸闷,咽干,经检查患有慢性咽炎,便干溲黄,舌质红、苔薄黄,脉滑数。已绝经。

[病因病机] 情志内伤,肝肾阴亏,肺气失宣,热邪不得外泄而发为本病。

[治法] 补益肝肾,调和气血,宣通卫气,通经活络。

[处方]

**(1)组:俯卧位**

大椎:点刺放血,见血即可。用消毒棉球将血擦干净,不按压针孔,上放灸架粗艾条施灸30分钟。

肺俞、膈俞、肝俞:针尖向脊柱刺入8分。

脾俞透胃俞:由脾俞进针透胃俞,上放灸架粗艾条施灸30分钟。

肾俞:直刺,上加温针灸。

命门:直刺3分,补法。

**(2)组:仰卧位**

印堂:点刺出血,绿豆样大2～3滴为度。

太阳:点刺出血,出血量同印堂。

下关:直刺3～5分,上加温针灸2段。

中府：平刺，针尖向下刺入 8 分。

曲泽：邻近浅静脉处点刺放血黄豆样大 3～5 滴为度。

气海：直刺 1 寸，上加温针灸 3 段。

足三里、曲池、合谷：毫针刺。

照海：毫针刺，以治疗咽喉疾患。

**（3）组：仰卧位**

中脘、天枢、关元：直刺，上加温针灸 30 分钟。

内关、血海、足三里、三阴交、太溪、太冲、照海：毫针刺。

以上三组穴轮流取用，隔日治疗 1 次，10 次为 1 个疗程。针对气血两虚、肝肾不足之证，针刺手法一律用补法。

综上配伍，以内调脏腑之气为主，针灸同施，效果快捷。多年日光性皮炎疾患，经 10 次治疗得愈。1 年后随访，其日光性皮炎及咽炎未复发。

## 二、冻疮

冻疮是由寒冷引起的一种局限性郁血性皮肤病，好发于四肢末端，以手指、面部、耳郭、足趾、足跟等处多发，易复发。多因严冬季节静坐少动或在寒区外出未加保暖物品，严寒侵袭，致经络不通，气血凝滞而成。

初起患处冰凉苍白，继而红肿，遇热则痒，遇冷则痛或麻木，呈硬结状，斑块大小不等，边缘嫩红，中央青紫、灼痛，严重者经搔抓出现血疱，感染后破溃流水或脓。

［治法］耳郭冻疮，用三棱针在针尖并沿耳郭速点刺 3～4 针出血如珠，然后涂上羊油膏。

手背冻疮，用点刺放血法，在局部视皮损大小进行选穴或取阿是穴，间隔 1 分刺 1 针，使每针出血少许，后用姜片刺孔放上艾炷连续 3 个，施灸 30 分钟。

足跟或足外侧缘，取穴：仆参三棱针点刺出血少许，申脉、金门、京骨、束骨四穴用 28 号 1.5 寸毫针刺入，上加温针灸，连续加 3～4 段艾卷，至阴点刺放血如珠，以泻寒气。

以上分局部治疗，每日或隔日治 1 次，一般 3～5 次即愈。

## 三、烧伤

烧伤多指由于热力(火焰,灼热的气体、液体或固体)作用于人体而引起的损伤,中医古籍有火烧伤、汤火伤等称谓,总称为水火烫伤。根据损伤情况一般分为三度:Ⅰ度损伤仅为表皮,局部发生红斑充血,无水疱;Ⅱ度伤及真皮组织,局部出现水疱,基底红润、肿胀、剧痛;Ⅲ度伤及全层皮肤及肌肉甚至骨组织等,局部皮肤焦黑和苍白,呈皮革样,干燥、失去弹性和痛觉。

【典型病案】

王某,女,29岁。2003年4月21日就诊。

2日前碰倒暖水瓶引起右小腿内侧烧伤。

[临床症状]右腿下内侧Ⅱ度烫伤,并感染糜烂、渗出。自觉剧痛。患者身体较强壮,烦躁不安,其他一切正常。

[治法]解毒利湿,养阴清热,通经活络。

[处方]

**(1)组:俯卧位**

委中浅静脉点刺放血10ml,出血不畅可拔罐以泻热。

**(2)组:仰卧位**

血海:毫针刺,平补平泻。

阴陵泉、隐白:点刺出血如珠。

内庭、行间、太冲:毫针刺,泻法,留针20分钟。

大敦:点刺出血少许。

神阙:先拔罐15分钟,后放灸架直接灸20分钟,以清脏腑之热并养阴。

**(3)组:仰卧位**

局部烫伤周围用26号1.5寸毫针斜刺,不留针,出针后可见针眼出血,用干棉球擦净,不按压针孔,然后涂上"金万红药膏",用纱布包扎好,保持24小时。

以上三组交替施治,只治5次告愈。

## 第十一节 虫类所致皮肤病

### 疥疮

疥疮是一种由疥虫引起的慢性接触性传染性皮肤病,在集体生活中易造成流行。本病多发于手指、指缝、腕屈、肘内、女子乳房与乳晕、小腹及会阴等处,瘙痒剧烈。中医认为,本病多系虫毒湿热相搏,结聚皮肤所致。

改革开放后,大批农民工进城打工,生活环境较差,发病率空前的高,有时数人一同来诊,经笔者治疗的患者有数百人。现仅载几名典型而且重症者的病案以说明治疗方法。

【典型病案1】

黄某,男,25岁,外地来京务工人员。

发病已10天,初觉手指痒,3日后遍身瘙痒,多处皮肤已被搔破,经医院确诊为疥疮。

[临床症状] 疥疮泛发全身,夜间痒甚,面带痛苦之象。

[治法] 宣通卫气,清热杀虫,通经活络,调和气血。

[处方] 以刺络放血为主,配体针及灸法。

**(1)组:俯卧位**

大椎:点刺出血,加拔火罐10分钟。

委中:本穴邻近浅静脉处点刺放血50ml,可清泄湿浊。

**(2)组:仰卧位**

曲泽:本穴邻近浅静脉处点刺放血3~5滴,可清营凉血。

少商:取本穴速刺放血2~3滴,可激发肺气,疏风清热,清泄湿浊。

耳尖:经外奇穴,疥疮发于双耳,致耳红肿糜烂,三棱针点刺放血3~5滴,1次即消。

曲池直刺8分、上加温针灸,足三里毫针刺,二穴可补肺气之虚。

此病经6次治疗告愈,刺血实是便捷之法。

【典型病案2】

沈某,男,28岁,外地来京务工人员。

[临床症状] 皮损在脐周围，满腹呈红色皮疹水疱，呈糜烂状，手、足缝也有小水疱，剧痒，脉数，舌淡、苔薄黄，便秘。

[病因病机] 脾胃积热，外感风湿热邪，疥虫乘虚而入。

[治法] 清脾胃湿热，疏风止痒，通经活络，消除疥虫。

[处方] 以脾胃经脉为主，施刺络疗法、灸法。

中脘：刺 1 寸，刮针柄施泻法。可燥湿醒脾，升清降浊，清脾胃湿热。

神阙：用大号火罐先拔除湿邪，后用大蒜片敷在穴位上、放灸架用粗艾条灸 30 分钟，以化湿邪、消斑疹、除疥疮，效果颇佳。

天枢：毫针刺，以解便秘。

十宣：经外奇穴，左右十穴，右手持三棱针，各速点刺出血 3～5 滴，左手挤压指腹血可畅出。

气端：经外奇穴，左右十穴，施治方法同上，亦是放血，各足趾泻血 1～2 滴为宜。

委中：取委中穴邻近浅静脉处点刺放血 50ml。及时观察出血象，初色黑有黏性湿浊样，待血变为鲜红而不黏时其血自止。

以上毫针刺、灸法、刺血疗法均为同时施治，隔日治疗 1 次，3 次得愈。

**【典型病案 3】**

李某，男，30 岁，外地来京务工人员。

因住集体宿舍感染疥疮已有 3 个月。

[临床症状] 皮疹发于会阴周围，大腿内侧至双足趾缝。会阴部周围因搔抓感染发为脓疱，有腥臭味，潮红成片，腋窝、双手指缝剧痒。脉弦数，苔薄黄。

[病因病机] 会阴部为肾所属，大腿内侧为脾经所过，故属脾肾两虚，疥虫乘虚而入。外感风湿毒邪，继发为脓疱。

[治法] 健脾补肾，通经活络，消虫止痒。

[处方]

**(1) 组：俯卧位**

大椎：用三棱针点刺出血加拔火罐，出血约 10ml，血象为黑紫色，有黏性。10 分钟起罐，有通经活络、清热化湿、活血化瘀之功。

委阳：用三棱针点刺出血 3～5 滴，可调整三焦气机，泻湿热、化瘀滞、清湿解毒。

脾俞：毫针向脊柱方向斜刺 8 分，平补平泻。

肾俞：直刺 8 分，上加温针灸连续 3 段约 30 分钟，有补益阴血、振奋肾阳、温化湿毒之功。

**（2）组：仰卧位**

曲泽：用三棱针在其邻近的浅静脉点刺放血 3～5 滴，可清热化湿，通经活络，又可振奋心阳，行血有力，血盛则疾消。

内关：针刺 5 分，可宽胸理气，助脾胃运化。

神阙：先用大火罐拔 10～15 分钟，起罐可见拔出湿性水液，然后放灸架粗艾条施灸 50 分钟；

商阳：用三棱针速刺出血 2～3 滴。如出血不畅可挤压食指指腹。

气端：左手捏趾，右手持三棱针——速刺出血 3～5 滴，刺后不要按压针孔，可泄湿毒，有立竿见影的效果。

以上俯卧位及仰卧位两组穴交替取用。隔日治疗 1 次，只治疗 4 次即愈。

以上 3 案，在患者症状解除后，均嘱去医院进行正规复查，疥虫消失，达到痊愈标准。

## 第十二节 其　　他

### 一、腱鞘囊肿

腱鞘囊肿是一种常见的发生于关节部腱鞘内的囊性肿物病，属中医"筋瘤"范畴。多系素体气血不足，又值筋脉部位劳伤过度，复感外邪，寒湿凝结所致。本病好发在腕关节周围、足背及膝关节附近，尤以腕关节处多见，表现为一侧或双侧腕部呈包状囊肿状。疼痛，手不能持取重物。一般没其他不适。笔者治疗腕部腱鞘囊肿的经验如下：

方法：在手腕囊肿部用三棱针施扬刺刺络放血，周围四针、中间点刺一针，上加拔火罐，可拔出湿性分泌物及少许血液，起罐后，用消毒干棉球轻擦除分泌物及血,再用大姜片刺密孔,上放艾炷施灸30分钟。最后放上纱布,轻轻按摩。1～2次即愈。

## 二、睑腺炎

睑腺炎是发生在眼睑边缘或眼睑内的急性化脓性炎症,中医称为"土疳""土疡",民间又称"偷针眼"。多发于下眼睑。初起眼睑边缘有局限性硬结,状如麦粒微痒微肿,继而焮红肿痛。轻者可以自行消散,重者不及时治疗可出现化脓症状。

笔者认为本病在初发见有眼睑硬结的病理阶段,最易治疗,若待出现化脓表现再去治疗,一则施治繁杂、二则容易遗留瘢痕。

在初发眼睑硬结时,"以消为贵"。治法:耳尖双侧点刺放血2～3滴。耳穴目1、目2各点刺1针出血如珠。配足窍阴及足大趾、足中趾尖的气端穴双侧点刺放血3～5滴,可引湿热下行随血而泻,术前常规消毒。经1～2次治疗得愈。

## 三、丹毒

丹毒是一种皮肤突然发红,色如涂丹,迅速蔓延的急性炎症性疾病。根据发病的部位中医有不同的名称,发于头面者为抱头火丹,发于躯干者为内发丹毒,发于腿者称流火。丹毒的记载,首见于《内经》,称为丹熛,如《素问·至真要大论》记载:"少阳司天,客胜则丹胗外发,及为丹熛疮疡。"

**【典型病案】**

冯某,女,37岁。1992年5月8日来门诊就诊。

数日前恶寒发热、纳谷不香,昨日晨起,突然感到两腿发热、疼痛,并有红斑。

[**临床症状**]下肢内侧皮肤有大片水肿性鲜红色斑片,对称,境界清楚,有向四周扩展趋势,触之灼热、疼痛,脉浮数,舌质红、苔黄腻,口渴,便干,溲黄。

[**辨证**]湿热内蕴,兼感毒火。

[**治法**]清热利湿,凉血解毒,通经活络。

［处方］

**（1）组：俯卧位**

大椎：点刺放血加罐。

委中：邻近浅静脉处点刺放血，加拔罐，可清热解毒，活血化瘀，拔出物血色黑紫黏稠兼有泡沫。

飞扬：毫针刺，有疏经活络、清热消肿的功能。

**（2）组：仰卧位**

中脘、天枢：毫针直刺。

关元：直刺加温针灸，培补元气。

血海、足三里、阳陵泉、阴陵泉、三阴交：毫针刺。

隐白：点刺放血。

曲泽：浅静脉放血。

神阙：放灸架粗艾条施灸30分钟。

**（3）组：局部治疗**

患者双下肢对称性大片水肿性鲜红斑片，境界清楚。左侧红斑约10cm×6.5cm，右腿约9cm×5.5cm。

周围刺络放血，先用碘酒消毒，再用酒精棉球脱碘，用三棱针点刺放血，放血后停3分钟后再用消毒干棉球轻轻将血擦干净。然后用三棱针施三角刺络放血加火罐，5分钟起罐，用凉茶调如意金黄散为糊状敷在红斑上，再用消毒纱布块敷上，用绷带绑扎好保持24小时。

皮损周围用毫针围刺，针尖向中央平刺，上下可用28号3寸的毫针，左右用1.5寸毫针刺即可，"病滞则留针"，留针20分钟，提插强刺激，较快的频率提插，使病人产生较强的针感或向四周扩散，适用于急剧疼痛者，此为泻法。

以上两组配伍，补中寓泻，泻中寓补，有补有泻，不伤正气。再加局部治法得当，冯某的丹毒病只治疗6次即痊愈。

## 四、肛门瘙痒

肛门瘙痒是一种肛门周围剧痒的病症。常见于患痔疮的成人，还有儿童及成人患蛲虫病者，以上需采取对应性治疗。对于无明显外因而发病者,笔者多从大肠湿热考虑,采用针灸疗法,取得了较好的疗效。

［处方］

**（1）组：俯卧位**

大肠俞：刺络放血加拔火罐吸出 3～5 滴,本穴为大肠之背俞穴,取之可清大肠腑之邪热,调理胃肠。

胃俞：取之点刺放血加拔火罐出血 3～5 滴。

委阳：取本穴点刺放血 3～5 滴,可泻湿热瘀滞,湿热除,肛痒解。

**（2）组：仰卧位**

中脘：取本穴施提插补泻之泻法,不留针。可清热利湿、调肠和胃。

神阙：取本穴先施拔火罐 10～15 分钟。可泻腑脏一切湿浊邪热,第 2 次取本穴施重灸,上放灸架粗艾条灸 30 分钟。此法可以热引热,清湿化滞,通调腑气。拔罐、灸法交替施治。

厉兑：点刺出血 2～3 滴,可清利阳明湿热、大肠积热。

商阳：点刺放血 2～3 滴,可清热利湿,益肺气。

以上诸穴配伍,1 次可取,一般治疗 10 次可愈。

# 五、女阴瘙痒

女阴瘙痒为妇女常见病,阵发性的剧烈瘙痒,由于不断搔抓,可致局部潮红、浮肿、增厚,渐继发苔藓及湿疹样变,多见于滴虫性外阴阴道炎。中医认为本病多因肝经湿热,湿热循经下注阴器或肝虚血燥,局部失其濡养而发。笔者治疗本病多从清热利湿、补益肝肾、健脾化湿着手,多有良效。

［处方］

百虫窝：经外奇穴,专治风湿痒疹、下焦生疮等皮肤疾患,在此穴点刺出血加拔火罐吸出 3～5 滴为度。

鱼际：取本穴可通肺气,肃降水湿,促湿热之邪由水道而出,此为下病上取,体现中医学的整体观念。

中极：施针直刺 8 分,上加连续 3 段艾卷温针灸,以清热利湿消痒。

蠡沟：毫针刺入 5～8 分,手法为"一进三退",慢插地部得气后,将针向同一方向捻转数次,然后将针分层紧提至人部和天部,与地部同样在得气基础上捻转数次，针下感凉。可疏肝理气，清热利湿，通畅阴部经络，起到杀虫止痒的作用。

阴交：取本穴毫针刺 0.5～1 寸，上加温针灸 30 分钟，约加 3 段艾卷。可行三焦之气，调理冲任，补养阴液精血，润养胞宫阴器。

三阴交：毫针刺。可培补精气，益肾固阳，扶助脾运。

## 六、多汗症

多汗症指全身或局部出汗过多，以后者更为常见。中医认为，本病多由脾胃湿热，蕴蒸皮肤，迫液外泄，或阳气偏虚，腠理不固，津液外溢，或阳热熏蒸所致。

【典型病案 1】

姜某，女，26 岁。1989 年 10 月 8 日初诊。

面部痤疮多年，手掌部汗出如水洗、发凉，并有痛经，每次来经时需服用止痛药物。

［临床症状］双手掌汗出如水，并发凉，面部生有脓疱性痤疮，背部肺俞、脾俞、胃俞周围生有密集痤疮，14 岁来潮后即痛经，周期不准，后错六七天，经量少色淡，来潮痛时喜敷热水袋，白带多。从小便溏，舌体胖、有齿印，苔白腻，脉沉缓。

［病因病机］脾胃湿热，蕴蒸皮肤，迫液外泄而双手出汗如水。

［辨证］既有冲任虚寒，阳气不足，又有湿热内蕴，以补泻兼施为宜。

［治法］调和冲任，温宫散寒，清热除湿。

［处方］

**（1）组：仰卧位**

中脘、神阙：隔姜灸。

气海、关元、子宫穴：毫针刺入 1 寸不施手法，只上加温针灸，连续 3 段。

血海：针刺 1 寸，上加温针灸 1 段。

阴陵泉：毫针刺，可清化湿热。

足三里、三阴交、公孙：毫针刺。

隐白：点刺出血如珠 3 滴，湿热可泄。

**（2）组：俯卧位**

大椎：点刺，顺经向下再点刺 2 针，上加拔火罐 10 分钟，可清湿热解毒，消痤。

风门透肺俞，厥阴俞透心俞，肝俞透胆俞，脾俞透胃俞。

三焦俞：毫针直刺 1 寸，上加温针灸 1 段，可调气、利水化湿，善治湿热证。

肾俞：毫针刺入 8 分，上加温针灸连续 3 段。

关元俞：毫针刺入 8 分，上加温针灸连续 2 段，可通经活络，疏风散寒，泄利湿滞，调理下焦，与上各穴配伍，为治本病之要穴。

委中：邻近浅静脉处点刺出血 10ml 为宜。

命门：隔姜灸 30 分钟。

**（3）组：坐卧**

印堂、太阳：二穴点刺出血各 2～3 滴。

风池、曲泽：附近浅静脉点刺出血 2～5 滴。

少商：点刺出血如珠，可泄肺热。

**（4）组：脓疱痤疮的局部治疗**

已形成脓疱的痤疮，要用三棱针在脓疱上挑破，再用 28 号毫针在疱体上施三角刺出血。禁忌挤疱疮，以免留下硬结，影响美观。

未形成脓疱的痤疮，应用三棱针刺疱顶上 2～3 分深（根据患者胖瘦而定）出血，禁挤疱疮。另一种方法：在较大的痤疮上用 0.5 寸毫针施齐刺或扣刺，此法可疏通经络，宣通皮下经气，活血化坚。

以上 1～3 组穴轮流取用，10 次为 1 个疗程，3 个疗程得愈。

在第 1 疗程后痛经减，不吃止痛片，第 2 疗程后症见腹部舒适，纳可，大便由稀变成形，小腹不觉寒凉，带下减少。说明肾阳已振，脾阳见升，湿热渐除，气血调和，3 个疗程后又来第 3 次月经，自觉小腹不胀不痛，只错后 3 天，面部未发新的痤疮，陈旧痤疮渐渐消失，双手掌汗出明显减少，接近正常，手足寒凉解。后嘱服用"艾附暖宫丸"30 天以善后。

**【典型病案 2】**

钱某，女，30 岁，1989 年 12 月 6 日初诊。

患者自幼体质不佳，便溏畏冷，多汗。

[临床症状] 手掌、足底出汗、发凉，背部潮湿，面黄，畏寒，肢冷，大便稀，口淡乏味，纳差，小便清，带下清稀，四肢无力，舌苔白腻，脉滑细。月经周期正常，经量少，痛经。

[病因病机] 先天不足，脾胃虚弱又致后天气血生化乏源而发为虚汗证。

[辨证] 脾肾阳虚，腠理不固，气血双亏。

[治法] 健脾和胃，振肾阳，升脾阳，益气固表，气血双补。

[处方]

**(1)组：俯卧位**

脾俞透胃俞：针尖向下，补法。

肾俞：直刺8分，上加温针灸连续3段。

关元俞：直刺8分，上加温针灸连续3段。

厥阴俞透心俞：针尖向下，补法。

命门：隔姜灸30分钟。

膈俞：针尖向脊柱斜刺入8分，补法。

肝俞：针尖亦向脊柱斜刺8分，补法。

肺俞：隔姜灸。

大椎：点刺出血后用消毒干棉球轻轻将血擦净，不按压针孔，后在穴位上施隔姜灸20分钟。

涌泉穴：针3分，本穴位于人体最下之处，取之可培补肾精。

**(2)组：仰卧位**

膻中、中脘：毫针刺。

神阙：先施火罐拔10分钟，可拔出体内湿气，后放隔姜灸，不仅可调和脾胃止泄，止腹中虚冷带下，还可治虚汗、自汗等多汗症。

气海：直刺8分，上加温针灸连续3段，气海穴为治疗气虚的要穴。

内关：毫针刺，可宽胸理气，健脾和胃。

太溪：毫针刺，太溪系肾经输、原穴，可调补肾气，通利三焦，强壮身体，配本经的复溜穴可滋肾祛湿，再配合谷为手阳明大肠的原穴，本经"主津所生病"，故可补气固表，益气摄津（汗），可治疗各种原因的多汗症。再配下巨虚、足三里、血海、三阴交。

然谷：毫针刺，系肾经的荥穴，配复溜为治自汗、多汗的要穴。

以上两组穴交替施治，隔日治疗 1 次，治疗 10 次得愈。患者说："每次治疗完回家就想吃饭，肚子很舒服，也想干活了，我妈说，你吃什么灵丹妙药了，精神这么好。"

［小结］在临床中常见一些虚证患者，西医体检并未发现有什么器质性病变，生化指标也正常，但患者就是精神萎靡不振，纳差、便稀，女性月经不调、带下。服止泄西药，一般都没有明显效果。中医认为凡虚证患者多有脾胃不和，脾失健运，脾为后天之本，气血生化之源，人的一切生理状态和病理表现均与气血的盛衰密切相关，因为气血是身体各脏腑最基本的物质基础，惟有气血正常，五脏六腑的生理活动才能正常。因此，在治疗虚证时首先调和脾胃，扶助气血。以上两位患者多汗症，均有脾胃虚弱的表现，故笔者在治疗中注重顾护脾胃，再根据不同症状分别组方，取得了明显的效果。

# 七、疖

疖是生于皮肤浅表的急性化脓性疾患，指单个毛囊及其皮脂腺或汗腺的急性化脓性感染。本病多发于夏秋季，以青少年多见，身体任何部位皆可发生。中医学称之为疖，如《诸病源候论•疖候》记载："肿结长一寸至二寸，名之为疖，亦如痈，热痛，久则脓溃，捻脓血尽便瘥。亦是风热之气，客于皮肤，血气壅结所成。"

本病初起为圆锥状炎性小结节，逐渐增大，红肿热疼，中心点形成脓栓。多发性疖肿，可引起体温升高，全身不适，附近淋巴结肿大。本病如不彻底治疗，可反复发作，严重者可引起败血病。

【典型病案 1】

李某，男，20 岁。1998 年 5 月 8 日来诊。

患者为饭店服务员，自述常食海味。自 4 月初长疖 12 处，来诊时，已经有 3 处经西医外科手术，尚余 9 处。西医方面认为，化脓后方可处理，患者疼痛难忍，特来求治。

经检查，其疖肿发于臀部及大腿后侧，左臀部 5 个疖肿，右臀部 4 个疖肿，左大腿后侧 2 个，右大腿后侧 1 个。左臀 2 个疖开刀切口清除脓液并放入药及药纱布,右臀1个疖开刀切口放药等,并输抗生素。余9个疖肿有的已经化脓,疖硬大小不等,均很疼痛。体温37.5℃,心烦失眠,大便燥结,溲黄,舌红、苔黄,脉洪数。

[诊断] 多发性化脓疖肿。

[病因病机] 饮食失节,致脾失健运,内蕴湿热,外感毒邪,热毒不得外泄,瘀阻于肌肤而发病。

[辨证] 湿热内蕴,复感热毒。

[治法] 清热解毒,凉血利湿,活血化瘀,通经活络。

[处方] 病灶刺络放血、拔罐。

**(1)组:俯卧位**

大椎:点刺放血加拔火罐,清一身之湿热。

灵台:位于督脉,余之经验,可治一切痈、疖、疔毒。灵台点刺放血加拔火罐。泻出血色黑紫黏稠,血量如珠10余滴,直到出血色质正常后停止泻血。

委中:邻近浅静脉处点刺放血加拔火罐。患者体质强壮,委中放血的血量要大些,100~150ml,以清血中之毒,活血化瘀,通经活络。

命门:在放血的同时用1寸毫针刺命门5分,上放灸架粗艾条施灸30分钟。疖肿发于下腰,腰为肾府,故取命门培补元气。

**(2)组:局部施治**

疖肿刺络放血前要严密消毒,首先在疖肿及周围用碘酒消毒,再用酒精棉球脱碘,均为由内而外的消毒方法。

大疖肿一般是已成脓,但也没有完全成脓,因臀部肌肉丰满可用最小号的三棱针深刺5分,针尖向疖肿的底部中心刺,周围刺4针,中央刺1针即扬刺法。速刺,针出血出,再加火罐,每个大疖肿拔出的脓血要达3~5ml。脓血止再起火罐。起罐后将搅拌好的提毒散敷在疖肿上,再用纱布块敷盖,贴上胶布,保持24小时。小疖肿用小号三棱针在周围刺3针,呈三角形,中央刺1针,针尖亦向疖肿底部深刺3~5分。消毒、放血、包扎同大疖肿。

9个大小疖肿顺次序1次治疗。第一次治疗即收到了明显疗效,疼痛基本解除。隔日来治疗,笔者观察其臀部及大腿后侧的大小疖肿红肿开始消退，患者已没有跳痛感。

第二次及后几次的方法与第一次有所不同，即：观察 9 个疖肿炎症消退程度及各疖肿坚硬程度，首先选择治疗 3～5 个症状较重的疖肿，而不是像第一次那样，9 个疖肿同时治疗。因为医者会观察到经过第一次的治疗后，疖肿已不会再化脓。这就是把握症状的轻重缓急及治疗的先后有节。

本法疗效快捷。隔日治疗 1 次，治疗 6 次告愈。

**【典型病案 2】**

刘某，男，26 岁。1989 年 8 月 6 日来诊。

患者为餐饮工作者，喜食辛辣膏粱厚味。1 周前患疖肿，背部 7 处，疼痛，服用抗生素无效，2 处疖肿已经手术治疗，仍痛。

［**临床症状**］发于背部 7 个疖肿，化脓 2 个西医已开刀，余 5 个见红肿，有大有小，疖肿触之，大的发软已开始化脓，小的坚硬红肿。脉洪数，苔黄腻，二便未见异常。

［**病因病机**］饮食不节，脾胃湿热内蕴，心火过盛，外感暑湿。

［**处方**］

**（1）组：俯伏位**

嘱患者先将两手臂伸放在桌子上，医者在曲泽穴浅静脉处施刺血疗法，见血后快速拔罐，吸出 50～100ml 黑紫血，不出血后可起罐，再用消毒干棉球轻擦干净不按压针孔。这时患者的手臂可自由舒适放好，医者开始在灵台穴点刺 2 分放血加拔火罐。血量黄豆样大 5～8 滴，色为黑紫色或暗红色。

**（2）组：俯卧位**

委中：邻近浅静脉处点刺放血，加拔火罐，血量以 100～150ml 为度，色黑紫或暗红。

病灶疖肿的治疗：患者自觉开刀过的 2 个疖肿仍很痛，创口黄色脓液较多，局部治疗用三棱针在疖肿的周围施刺络放血，拔火罐，起罐后将脓血清除干净，涂上拔毒膏，用纱布敷盖好再用胶布固定，保持 24 小时。

余 5 处疖肿根据其软硬程度的不同施刺络疗法加拔火罐，小硬疖用 26 号毫针周围呈 45° 斜刺，针尖向疖肿的中央底部刺入 1 寸。间隔 5 分刺 1 针后加灸架施灸。大疖肿视为将要化脓，尚未破溃状，急用三棱针在红肿边缘上密刺出血，间隔 5 分刺 1 针，针尖向疖肿底部加拔火罐，拔出脓血，清洗干净后，涂上提毒膏（包扎同上）。

治疗 1 次后痛大减。继前方又治疗 3 次痊愈。

［小结］以上两例多发性化脓性疖肿症能够较快痊愈，说明了针灸疗法具有明显优势。除在常规穴位处施术外，笔者还注意在疖肿部位施以针刺、拔罐等。中医认为，营气滞留在经脉中，血液就凝聚不得循行，从而使卫气受阻，也不能畅通，阳气不得行于外，便壅积于内，郁而化生热毒，如毒热发展不止，热盛便使肌肉腐烂化脓，但这种毒热仅浮在浅表，所以采用刺血疗法直攻病灶，宣通疖肿部气血，使热毒外泄，防毒邪内陷或蔓延。

## 八、急性乳腺炎

急性乳腺炎是乳房的急性化脓性感染，其发病特点为乳房肿胀疼痛，局部有硬结块。皮肤呈白色或焮红肿痛，继则化脓。本病属中医"乳痈"范畴，多因肝气郁结，胃火上蒸，乳房结热，正虚邪干而发本病。毒盛时久则可化腐成脓。

笔者治疗以疏肝理气、活血散结、清胃泻火、扶助正气为主，用针灸方法，恒收良效。

［处方］

膻中：用三棱针在膻中穴点刺 1 针，再在本穴上、下各刺 1 针，间隔 1 分并加拔火罐，自然出血，血为黑紫色。可活血化瘀，宽胸理气，调理肺气，疏通经脉气血。

大椎：用三棱针以大椎为起点，间隔 1 寸，顺经点刺 3 针，上加拔火罐放血，可清督热，凉血解毒。

乳房有硬结块者，可在乳中穴下一寸六分，去任脉四寸取乳根穴，先常规消毒，用三棱针在穴上点刺 1 针、向上隔 1 分再点刺 1 针出血，加拔火罐 10 分钟。已溃脓者，在红肿溃脓包块处用三棱针施扬刺放血疗法，包块周围刺 4 针、中间刺 1 针，而后加拔火罐，透过罐子见到脓血齐喷出，脓为黄色（此为正气未衰），然后用茶水调制的一袋"如意金黄散"涂在扬刺的针孔上，再用纱布、胶布包好，第二天来治疗时照方换药。再配合谷毫针刺，少冲点刺出血如珠。每每治疗 1 次疼痛即可大减。

肓门：用三棱针点刺放血，常规消毒，在穴位上先点刺 1 针，再在本穴的上下各点刺 1 针，间隔 1 分，加拔火罐。见罐内红黑色血约 5ml 为度。可和解肝胃，使邪火不能上蒸为患，乳房气机通畅，为治"妇人乳余疾"之良穴。

膏肓：本穴可益气补虚，通宣理肺，活血通络，为扶正之穴。施灸法上放灸架，灸架要用松紧带固定在穴位上，用粗艾条灸 30 分钟。

以上 5 穴配伍，除膻中、乳根穴取仰卧位外，余穴均取侧卧位，以防压迫乳房，每日治疗 1 次。在治疗过程中嘱患者：患侧乳房禁止哺乳；患者用吸奶器轻轻吸出滞留的乳汁，间隔 1 小时吸 1 次。治疗 3～5 次即愈。愈后均可照常哺乳。

曾治姜某，28 岁，初产妇。左侧乳房有硬结，自觉疼痛，拒绝西医手术，前来针灸治疗，按上述治疗方法，7 次治愈。

# 九、面部红斑狼疮

本病多因身体虚弱，气血不足，外感毒邪、湿痰凝滞血脉，或情志内伤，致使阴阳气血失衡，疮由内生。好发于青年，一般无自觉症状，损害孤立散在，常对称分布于颊部及眼鼻附近。

本病初起为粟米大紫红色丘疹，表面光滑，压之不退色，丘疹顶端可有结痂，痂脱落遗留小的萎缩性瘢痕，病程缓慢，反复生起。

红斑狼疮细胞检查和免疫荧光抗核抗体多为阳性。并见有贫血、白细胞减少、血小板减少、血清丙种球蛋白增高、血清补体减少（特别是补体 C3 减少）、血沉加快等，笔者当接诊此病者时，常嘱其去西医检查为据。

【典型病案】

吕某，女，30 岁。1988 年 3 月 6 日初诊。

面部起疮已 2 年多，西医确诊为颜面红斑狼疮，用激素治疗有效并好转，半年后因婚变复发。

[临床症状] 疮分布在面颊及口唇，损害散在。腰腿痛，乏力，肢端

发凉,面部发热,下午有时低热,舌质胖嫩,舌质淡,脉弦细,月经不调。

[辨证分析] 脾肾两虚,阴阳不调,气血瘀滞,阻塞经络,情志内伤。热毒入里,灼燔营血,瘀阻经脉,伤及脾肾二脏。

[治法] 健脾益肾,调和阴阳,活血通络,疏肝理气。

[处方]

**(1)组:俯卧位**

大椎:取本穴施刺血疗法,可泻热清营,活血通脉,疏散阳邪。

肝俞配期门:取肝俞穴既疏肝理气并能补肝血,又可制虚阳,助三焦气化。再配期门穴,为"俞募配穴法",可育阴潜阳,养血柔肝,肝血足,阴阳平和则无虚阳上扰之忧。

心俞:用三棱针点刺加拔火罐,可开胸除烦,行气解热。又"诸痛痒疮,皆属于心",心火过盛,伤及阴血,血脉阻涩,经络不通,故泻心俞可活血化瘀、疏通经络、清心火。心之气血平和,则气血充盈,脉道循环复而往之,邪不可干。

脾俞:毫针向脊柱方向斜针8分,平补平泻。

肾俞:用毫针向脊柱方向斜刺入8分,平补平泻,可补益肾脏之阴阳。

肺俞、风门:肺俞三棱针点刺放血,同时点刺风门穴,肺俞与风门只相隔1寸,两穴施刺血疗法后加拔火罐,一罐两穴,可疏风泻热,宣通肺气。

以上心、肝、脾、肾、肺五脏俞配伍擅治疗疑难皮肤病,红斑狼疮系里实证,里为阴证,此证已损伤及五脏。《难经·六十七难》说"阴病行阳……俞在阳",背五脏俞可治疗五脏病证。从解剖学看,五脏紧紧贴于人体的后背。各经气聚集于背,故刺之疗效较佳,而且五脏俞穴不仅治疗五脏病证疗效好而迅速,而且可治疗其相应表里经的脏腑病证。经验证明,取五脏俞治疗各种皮肤病每每有效,而且疗效快捷。

委中:用三棱针在委中邻近的浅静脉处点刺出血10ml,可使湿毒、瘀血随血泻出。"宛陈则除之"。

**(2)组:仰卧位**

期门:毫针刺2~3分,或施灸30分钟。可疏肝理气,活血化瘀,调畅气机,并可治肝气犯胃而致脾胃失和,系"俞募配穴法"。

巨阙：毫针向下平刺入 4～8 分，逆经刺为泻法。针感多为胀、麻感，可沿任脉向上下或两侧放散。可泻心经之邪热，清营凉血，活血通络。

章门：用毫针刺 5～8 分，上加温针灸 3 段。本穴为肝经脾之募、脏会，能调和五脏，疏肝理气，除气滞。

然谷：取本穴施快进针而慢出针，不按针孔泻法，可滋肾阴以降虚火，引火入水，使虚火得降、精血渐复，"正气存内，邪不可干"，疮疡必消。

足窍阴：点刺出血 2～3 滴，可疏肝胆之气，清热解毒，活血化滞，引火下行，热毒随血而泻，既能泻实又能益虚。

曲泽：用三棱针在曲泽穴邻近的浅静脉施刺血疗法，出血 3～5 滴为度。可清营解毒，活血化瘀，疏泄心包之火，通畅脉络。

合谷：取本穴施平补平泻。再配肺经的络穴列缺。可治疗头面部各类疮、癣、斑、疹等皮肤病。

商阳：用三棱针速刺出血如珠，可泻大肠、肺、胃三经之邪热，清血中之毒。

### （3）组：仰卧位

中脘：直刺 8 分，留针 30 分钟，施刮针柄的手法运针补泻。

天枢：该患者偏胖，可刺入 1 寸或 1.5 寸，手法同上。

神阙：取本穴先泻湿毒，后放灸架施灸，为祛邪扶正法。用火罐拔在神阙穴上 15 分钟，起罐后可见脐窝内有水黏状的分泌物，这就是人体内的湿毒病邪，当时患者即感觉腹部舒服。将脐窝中的分泌物清除后，放上灸架用粗艾条施灸 30 分钟。灸后即可发挥其正常的生理功能，升清降浊，健胃运脾，与中脘、天枢、足三里等穴共同调养后天，生化有源。拔 3 次罐后，再拔则不见分泌物，可施灸法。

关元：针刺同前。

足三里、太白、章门：毫针刺，功能既可补益脾胃，和中理气，调养气血生化之源，使气血生化有源，又能化湿降浊，泻热除毒，使气血运行通畅，则能营周于面，气正邪衰，狼疮可渐消，"以消为贵"。

内关透外关：不仅能宽胸理气和胃，还能泻三焦之热。

### （4）组：仰卧位

印堂：在此穴顺经点刺 2 针出血 3～5 滴，可疏通面部经络气血，清热解毒,消肿散结。

太阳:点刺出血3～5滴,可清热解毒,疏经活络,宣通面部气血。

巨髎:取本穴毫针平刺3～5分,可养胃健脾,补益气血,气血充足,正气摄、邪气消。双侧取穴,留针30分钟。

承浆:用26号毫针点刺入3分,使泻血如珠。可疏通口周经脉活血通络,调畅口唇气机,清热解毒。适用于各种口唇疾患。

**(5)组:坐位**

印堂、太阳、巨髎(双侧)、承浆四穴将病灶已包围,可气至病所,调和阴阳,消疮散结。并在疮溃面上施三角刺,用26号毫针斜刺呈三角出血,见血即可,不按针孔,然后用消毒干棉球将血轻擦干净,涂上紫色疳疮膏。

以上五组穴配伍处方及局部治疗交替取之,10次为1疗程,隔日治疗1次,1个疗程后,嘱其休息1周再继续治疗,在治疗第1个疗程后,面部狼疮周围红肿消,治到15次后,开始结痂,痂皮脱落露出娇嫩的淡红色皮肤,经治疗27次获愈。

## 十、颈部淋巴结核

颈部淋巴结核系结核杆菌经口腔、龋齿或扁桃体侵入,经淋巴管累及颈淋巴结引起的结核病变,少数继发于肺或支气管的结核病变。本病临床表现为颈部一侧或两侧有多个大小不等的重大淋巴结,初期较硬,无痛,可推动,继则与皮肤周围组织粘连,晚期发生干酪样坏死,最后形成窦道和慢性溃疡。本病属中医瘰疬范畴。

中医认为本病多由患者禀体素虚,加之情志不畅、气滞郁结,又为外邪感染,导致脏腑功能失调,痰火或湿痰凝结于颈项而发。

【**典型病案**】

甄某,女,25岁。1999年3月6日就诊。

[**临床症状**]精神倦怠、盗汗,纳食无味,触诊颈部有串状结核,大小不等,颈左侧有4个,右侧有3个。舌质淡,苔白薄,脉沉细。瘰疬结核未发现破溃之症。

[**辨证**]肝气郁结,脾失健运,痰热内生,气血不足,阴虚内热。

［治法］疏肝解郁，健脾和胃，益气养血，滋阴清热，通经活络，活血化结。

［处方］

**（1）组：俯卧位**

大椎：点刺出血加拔火罐。

心俞：点刺出血加拔火罐。

肝俞、脾俞、胃俞：点刺放血加大罐扣拔两穴，自然出血少许。

委中：邻近浅静脉点刺放血 10ml。

**（2）组：仰卧位**

人迎：毫针刺。系足阳明胃经与足少阳胆经之会，可通经活络，调和气血，清热化结核，为治疗瘰疬的要穴。

肩髃：毫针刺。系手阳明大肠经与阳跷脉之会穴，可疏风活络，调和气血。

臂臑：善治颈项疾患，为治疗瘰疬的要穴，本穴可疏通经络，活血化瘀，止痛。用三棱针在穴上点刺出血如珠，配大肠经的合穴曲池，可疏风解表，调和气血。

肘尖：为经外奇穴，位于肘部，当尺骨鹰嘴之最突出部取之，主治瘰疬结核，用三棱针点刺出血少许，可活血软坚。

二间：为大肠经荥穴，善清热消肿，用 28 号针点刺出血 1 滴，后持粗艾条施灸 10 分钟。

行间：系肝经荥穴，荥属火，取本穴可清热泻火，疏经活络，理气。为上病下治。引肝经湿热下行，再配其表里经胆经的足窍阴穴点刺出血如珠。胆经本是"阳降之经"，足窍阴又为胆经的井穴，"所出为井"，湿毒随血而泻出。

**（3）组：局部治疗**

方法：令患者向右侧卧，用手触摸，寻找瘰疬母核（较大者），用 26 号 1.5 寸毫针在核体上施三角刺，针尖向核根部刺，手法为先深后浅，用六阴而三出三入，紧提慢按即"透天凉"，可见血出，为治疗热毒壅滞结核之良法。然后用消毒干棉球轻轻擦干净，再用事先做好的大蒜饼贴在母核上，再用艾条在大蒜饼上施灸 15 分钟。

隔日治疗：令患者仰卧，医者用粗艾条在左右两侧核体上施走灸30分钟，灸后贴消化膏（两侧各贴2贴膏药），如在灸之前触摸瘰疬核区有热感，可贴麝香回阳膏，同时对小核施齐刺法，左手捏紧结核，用26号毫针速刺核中，核体旁再刺核根部1针，不留针。

以上两组穴配伍及局部治疗，只治疗6次瘰疬核已消。

建议：服麦味地黄丸、参苓白术丸2周即可。

1个月后患者带其母来诊治带状疱疹时说："身体好多了，能吃饭了，也正常上班了……脖子上什么都没有了。"

## 十一、流行性腮腺炎

流行性腮腺炎中医称为痄腮。中医认为此病多发于春季，或因感受四时不正之气，风热外乘，或因疹后余毒未尽，或因食积胃热所致。青少年多见，传染性很强。

[临床症状] 轻者两腮肿无头，色淡，胀、微痛，咀嚼困难，微热，重者高肿、焮红，伴有冷热往来，或肢体酸痛。头部感觉不适，久不愈者，可以化脓，故发现轻者，必须及早诊治，以免溃脓，也有少数儿童并发睾丸炎。

[治法] 清热解毒，通经活络，活血化结。

[处方] 病情轻者，取颊车、翳风、曲池、合谷穴。泻颊车，翳风为局部取穴，可通经活络，咀嚼困难自解。曲池为手阳明大肠经之合土，曲池、合谷二穴，可清热解毒，疏风散热。

病情重者，取阳谷、前谷、少商、关冲、外关、足三里。经火穴阳谷、荥水穴前谷为手太阳小肠经穴位，其经脉由颈颌部所过，施泻法，可消除局部肿结。少商为手太阴肺经之井穴，为肺气所出之处，刺之可激发肺气，关冲为手少阳三焦经之井穴，二穴点刺出血，可泻脏腑的余毒而清热消肿，泻关冲能解表退热，以除肢体的酸痛。

【典型病案】

毛某，女，10岁，1989年3月6日就诊。

两三天前，患儿感觉面颊发术，后感恶寒，微热，全身不适，继而双颊部肿胀明显，疼痛，纳呆，倦怠。

［**症状**］双颊肿大，触诊有硬结。

［**诊断**］流行性腮腺炎。

［**治法**］清热解毒，通经活络，活血化瘀。

［**处方**］

大椎：为督脉之穴，可清热解毒。点刺出血，1～2 滴。

颊车、翳风、曲池、合谷四穴，施泻法。

少商、关冲：点刺出血。

治疗 3 次，患儿症状基本解除。再治疗 2 次，加足三里补法痊愈。

# 十二、甲状腺功能亢进

中医认为本病多因情志不遂，肝气郁滞，气机不畅，痰瘀结聚，致气血郁滞，经络阻塞，或劳累过度，忧思郁怒，搏结于颈，应以"瘿气""痰核"论治。

本病临床特点多为饥饿感，吃得多，小便多，消瘦，心悸气短，性情急躁，易怒，多汗，失眠，乏力。脉浮数或弦滑，舌红无苔，大便稀，一日 3～4 次，颈前区一侧或两侧肿大，甚则颈部显著粗大，表面光滑，质软。胸膈满闷。眼球肿胀或突出，甚者心率加快。

【**典型病案**】

陈某，女，28 岁，工人。

2 个多月以来，总觉憋气、胸部满闷，颈部粗大，吃很多仍觉饥饿。大便多而稀，极爱发火，急躁不安，腰酸腿软，工作劳累。

［**临床症状**］面色晦暗，甲状腺肿大，触之柔软，精神恍惚不安，毛发干，无光泽，舌质红，边缘有齿印，脉弦而细，心动过速，心悸。

［**辨证**］患者过劳，气血不足，情志不遂，脾胃失和。

［**治法**］行气解郁，调和气机，化痰散瘀，健脾和胃，宁心安神。

［**处方**］

**（1）组：俯卧位**

大椎：位于督脉，督脉为阳脉之海，总督一身之阳。点刺出血 1～3 滴，加拔火罐，可温经通络，通阳散结，清热止汗。

厥阴俞、心俞：二穴一为心包经、一为心经之穴位，心主血脉，为五脏六腑之大主,精神之所舍也。患者心悸气短,易躁,多汗,失眠,均为心气血不足之症。施毫针由脊柱旁开 1.5 寸进针,针尖向脊柱刺入 1 寸,平补平泻。

肝俞、胆俞:点刺出血,上加拔火罐,10 分钟后起罐。泻肝胆可除胸膈满闷,行气解郁,调和气机,清头明目。

**(2)组:仰卧位**

廉泉:任脉穴位,在颈上部正中,下颌下缘与舌骨体之间的凹陷处。毫针刺入,针尖向舌根方向斜刺,0.5～1.2 寸,得气后即出针,不提插。

天突:系任脉之穴,在胸骨上窝中央取穴。施毫针直刺 3 分,再将针尖调向下缘胸骨下,刺 0.3～1 寸。不捻转,可轻轻提插,留针 30 分钟。

天鼎:属手阳明大肠经,多气多血,在颈外侧部,胸锁乳突肌后缘,横平甲状软骨上切迹与胸锁关节上缘之中点外。毫针向瘤体刺入,上加温针灸 3 段,留针 20 分钟。

天容:系手太阳小肠经穴,在颈外侧的上部,耳垂下后方,下颌角与颞骨乳突尖连线之中点凹陷处。

天井:系三焦经的合土穴,具有气化功能,肘尖上方 1 寸取之。

其中,前 4 个穴位均为颈部局部取穴法,可使各经穴的气血畅通,而化痰瘀之结。以上 5 穴共奏消结之功。

**(3)组:仰卧位**

气舍:为胃经穴位,位于颈部,随气上下往来之所,刺之能疏通颈部脉络,化瘀泻滞,又可运土豁痰,通经行气,使瘿瘤消。

合谷:系手阳明大肠经的原穴,与足少阴肾经经金、母穴复溜配伍,可治虚汗。再配手少阴心经的输土、原穴、子穴神门可安神定志,养心止汗。又取手厥阴心包经的络穴内关,此穴通阴维脉,可宽胸理气,清心凝神。三穴均为毫针刺入,平补平泻,留针 30 分钟。

二间:为手阳明大肠经的荥水、子穴,通喉部,可治虚汗。再配合土、母穴曲池穴,二穴多气多血,既可疏通经脉,又可消除虚热,补养气血。

足三里:为足阳明胃经合土穴,身体强壮的要穴。

阳陵泉:足少阳胆经合土穴,又为筋会,可疏导胆经之郁滞。

以上三组穴,配伍可达散结之目的。

## 十三、毛囊炎

毛囊炎为化脓性球菌侵入毛囊所致的毛囊周围的炎症，多发于后枕部。如《医宗金鉴·外科心法要诀》发际疮记载："此证生项后发际，形如黍豆，顶白肉赤坚硬，痛如锥刺。"也有的名为发疖，生于臀部、腿之间。

［病因病机］本病多因湿热内蕴，外感毒邪，湿热毒邪相搏，郁于肌肤而发；或体质虚弱，腠理不密，卫外不固，复感风邪所致；也有因个人卫生较差，出汗多而不洗，汗浸皮肤而生疮。

［症状特点］初起于毛囊口发生炎性红色丘疹，微有痒感，很快变成小脓疱，痒痛相兼，数日后干燥结痂而愈。若有毛囊侵入深部组织，即破坏毛乳头，则使毛发脱落，不再生长。本病多发于头部、颈项、胸背部。

【典型病案1】

沈某，饭店服务员，35岁，1989年初诊。

初始发于头后下部，如绿豆、黄豆大小，发痒，搔抓破后疼痛，后搔抓出脓，疱疹越起越多，渐及头上、背部、上胸部，疼痛日重，曾到人民医院输液抹药治疗月余，未见好转，特来诊。

［临床症状］症见枕部、背部、胸部发有密集的毛囊炎，疮顶白点，有的变成脓疮，毛囊深部，有的已经破坏毛乳头，毛发脱落，愈后不长。脉弦，舌质红，苔黄，便干，溲黄，性急躁。

［诊断］毛囊炎。

［辨证］湿热内蕴，外感毒邪。

［治法］清热解毒，除湿止痒，通经活络。

［处方］首取足太阳膀胱经、足厥阴肝经，二经走头。

先将头后的毛发清除掉，再用消毒水剂外洗，后用三棱针对准发炎的毛囊斜刺，1次可刺5～8个炎性毛囊，每周3次，刺血后，用化毒散软膏抹上。再用隔湿纸盖上、用纱布包扎好，保留24小时。

**(1)组：头部取穴（坐位）**

通天穴：位于督之百会左右，气通胆经，散上炎头疾，疏风解热，止痛。取三棱针点刺出血3～5滴如豆，其功擅疏风散邪，行太阳经气，可使枕部的疮疡迅速消除。

天柱穴：太阳循项，若足太阳经气不畅，正气则不能正常司毛皮、汗孔之开合，风湿热毒乘机侵袭头部，清窍阻滞，而致头生疮，取本穴理头后气血，行正逐邪，邪除则头部的毛囊炎可消。在穴位上点刺出血2～3滴。

百会穴：为三阳五会，人身阳气所聚之处，而肝经与督脉会于颠，若肝胆火盛，清窍被扰，则头部必生疮。用三棱针点刺泻血2～3滴，散其过剩之阳气，火邪清则清窍利，头疾可消。

头维穴：为胃经穴位，是足少阳与胃经交会穴。肝升则脾升，胆降则胃降，若肝气郁滞，胆失和降，横逆犯脾，脾失健运，则生湿生浊，湿热内蕴。沿皮刺入0.8～1寸，留针30分钟。

大椎穴：系督脉穴位，项易为风热湿毒侵袭，致脉经闭阻，取本穴可散风除湿，温经通络。三棱针点刺穴位上1针、穴位上下各1针，加拔火罐。

率谷透角孙：率谷为胆经穴位，又为足少阳、足太阳交会穴，耳上入发际1.5寸。头上疮疾，取率谷既清肝胆之火，又可疏利太阳经气。再透角孙，角孙为手少阳三焦经穴位，系手少阳小肠经和足少阳胆经之会穴，三焦主一身气化，取本穴有清头窍、疏风和络的作用。取2寸毫针由率谷进针沿头皮下平刺，透角孙。

足窍阴穴：为胆经之井金穴。《灵枢》曰"热胜则腐肉，肉腐则为脓"，取本穴可泻少阳经之根，汲火入井，从源而治，故头部生疮，必泻足窍阴穴。三棱针点刺出血2～3滴，也为上病下治。

**（2）组：俯卧位**

肺俞透风门：肺为华盖，居五脏之上，肺合皮毛，主一身之气。风门穴位于肺俞之上1寸，为膀胱经穴位，天之邪风袭人，多在于上，而人之背尤易中风，必有窍以招其中，风门入风最易，犹如开门以受风，故曰"风门"。风之中人，皮毛先受之，即肺先受之，故此穴下紧接肺俞。用泻法以泻肺俞之热，风热泻则毒气解。逆经为泻，取肺俞透风门，平刺，提插补泻。

心俞透厥阴俞：邪热袭入，两穴可行气解热、祛湿邪散，刺之疱疮、后背疮共治。两穴相透又可疏通心络，调理气血，通络活血。

膈俞穴：系八会穴之一，《难经》曰"血会膈俞""血病治此"。风疹、疹、疥均因血虚而生，虚火必伤肺（肺合皮毛），致肺气宣发失常，气行无力而血滞。又邪热伤阴，阴血不足，取本穴以调理营血，阴血升，肺气宣，气为血帅，气行血行，血活络通则一切风湿热邪可消，毛囊炎可渐愈。毫针从脊柱两侧进针 0.5 寸，平补平泻。

胆俞透脾俞：二穴同为背俞穴，若肝阴血不足，则肝阳偏亢，阴不制阳，虚阳外越致头、身生疮。胆为少阳之府，胆热透蒸肌肤，亦致疮疡。故取胆俞透肝俞，由胆俞进针约 1.5 寸，"逆经"平刺，迎随补泻法，留针 30 分钟。

胃俞透脾俞：二穴同为背俞穴，系足太阳膀胱经穴。胃俞为胃气转输之处，胃主受纳，主消化，"中湿者，治在胃俞"，刺之有振奋胃阳、健脾和胃、化湿消滞的作用。脾俞亦为脾气转输之所，刺之可除水湿、助运化、补脾阳、益营血。补脾胃，除湿邪，方能消炎除疮。

三焦俞穴：系背俞穴，本穴主要有调气、利水湿的作用。对于湿热内蕴，必须利三焦气化以除之。

肾俞穴：亦为背俞穴，为肾气转输之处，取本穴以填充元气、滋补肾阴。肾为先天之本，再配脾俞、胃俞，身体必强壮，百病不生。直刺 0.5～8 寸，上加温针灸，或灸盒灸 30 分钟。

委中穴：此穴为膀胱经合土穴，"所入为合"，土气壅盛则水道不通，泻其土穴，疏通水道，清瘀除滞，水道通畅则湿热随水之余得以泄出体外。本穴又名"血郄"，擅泻瘀血，"宛陈则除之"，故用三棱针在委中浅静脉处刺络放血，随血泻本经之蕴热浊瘀，则肌肤之疮可消。

以上诸穴相伍及病灶治疗，经过 3 个疗程治愈，但有的毛囊炎深入发根，伤及发根深部，故毛发不再生。在第 1 疗程后，毛囊炎就不再出现，第 2 个疗程后，所发的毛囊炎不再生脓，患者痛感明显减轻，据此 3 个疗程之后，彻底治愈。

【典型病案 2】

乔治，男，33 岁，美国人，搬运工。1997 年 6 月 8 日就诊。当时作者受聘于美国孟菲斯朱迪诊所。

[临床症状] 胡须部位因化脓性葡萄球菌感染发生慢性毛囊炎。舌

质红,苔黄腻,脉洪弦,大便干,溲黄。

[**辨证**] 肺气不足,胃蕴湿热,外感毒邪。

[**处方**] 针刺,刺血疗法。

**坐位**

大椎穴:系督脉穴位,督主一身之阳,若有一阳经热盛,则督脉之阳亦亢。督脉上头,为阳脉之海,本穴又与手足三阳交会,经气汇聚,故为阳中之阳。泻之能清督热以凉血,平虚亢之阳。用三棱针在穴位上及穴位上下各点刺 1 针,见血即拔大火罐,留罐 10 分钟,起罐后观察血色,以帮助辨证分析。

龈交穴:为督脉穴,与任脉、足阳明胃交会,擅治面疮及口周围疮溃。用左手拇指和食指提起上唇,用三棱针速刺龈交穴,出血 3~5 滴或多些更好,后嘱患者用盐水漱口。取本穴,意为督主一身之阳,任主一身之阴,"阴平阳秘,精神乃治",泻阳济阴,使胃火阳热及外感毒邪均可随血而泻。一次见效,极为快捷。

迎香透地仓:迎香穴接于足阳明胃经,可引胃经经气上济,以滋养口周因疮溃而伤及的气血。地仓为胃经穴位,在口角旁开四分,为手、足阳明之会穴。胃为仓廪之官,此穴在面部最下,饮食所入之处,曰地仓,专治口周疾。因为胃经循行挟口环唇,若经络空虚,风邪则乘机而入。迎香透地仓,可驱散其风邪,调和口周围血气,经络通,瘀血祛,须疮获治。

承浆穴:系任脉、督脉、手阳明大肠经、足阳明胃经之会穴,具有较强的镇痛作用,配承浆穴,意在局部取穴。用三棱针点刺出血,见血即可。

下关穴:为胃经在颊侧穴,又是与胆经交会穴。胆、胃二经最易气滞郁热,热极则化火,火盛最易上炎头面,灼蚀气血为患,令瘀阻脉络,气血不通。刺本穴可泻胃胆上蒸之火,火泻则经络通畅,通则不痛。两侧毫针垂直进针,0.5~0.8 寸,针柄上加小艾条温针灸。

合谷穴:为大肠经原穴。阳明为多气多血之经,原穴为经气汇集之处,故合谷穴为气血汇聚之大穴。面部为阳明经分野,手阳明经至口,"面口合谷收",阳明经脉失荣生疮,气血不通,必取合谷穴。《玉龙歌》云"头面纵有诸样症,一针合谷效通神",其治病的重要性可见一斑。又因肺与大肠相表里,取之可宣肺散寒,疏风清热解表。

每周治疗 3 次，仅治疗 9 次，须疮便完全清除。2 周后患者来复查，胡须部已长出新的胡须。在整个治疗过程中，患者的积极配合非常重要。

# 十四、小腿溃疡症

小腿溃疡是发生于肢端的一种血管性疾病。多因肢末端动脉发生阵发性痉挛，使皮肤因缺血而呈苍白色或淡红色。《诸病源候论·虚劳四支逆冷候》记载："经脉所行皆起于手足，虚劳则血气衰损，不能温其四支，故四支逆冷也。"

【典型病案1】

裘某，男，45 岁，江苏人，商贸公司职员。1989 年 3 月 10 日就诊。

主诉：患者双小腿溃疡已有 11 年，因工作性质总是外出。曾西医治疗，有一年夏天好转，然至冬季又开始溃烂。后中医诊治，服用中药半年，有所好转，但不能除根，患者内心着急、郁闷。

[临床症状] 双腿溃疡，色淡，自感双腿发凉，微痛，怕冷，病程较久（11 年），为疑难皮肤病。脉微兼弦，舌体胖，边上有齿印，大便常是烂便、不成形，溲无异常，纳食无味。

[病因病机] 病程 11 年，正气已衰，脾为后天之本，肾为先天之本，二本已伤元气，脾失健运，肾虚阴阳两伤，欲令二本归元，必下大力健脾，使运化功能及统血功能恢复，正常执道，脾生化有源，其水谷精微才能濡养肌肤、四肢，统摄血液，使血归经，脉道血充，不能流入脉外。若脉管空虚，则发痉挛。肾为先天之本，主藏精，主生殖发育，肾精能化为肾气，但必须有后天水谷精微的充养，才能发挥其功能。

[辨证] 脾肾阳虚，感受寒湿，脾失健运，精微不能濡养皮肤，肾阳亏损，不能温煦脾阳，致脾阳不振。

[治法] 温肾健脾，疏散寒湿，活血通络。

[处方]

（1）组：俯卧位

肺俞透风门：肺俞为膀胱经之背俞穴，主补益肺气之精气，补气养血，气足则血盛。透风门穴可宣肺疏风，加强膀胱气化，以利湿化痰。

涌泉穴：为肾经井穴，其性属木。肾主水，为一身阴液之根，本穴是肾经之首穴,其经气之出势如涌泉,能滋阴壮阳、温煦下焦而治双下肢冰冷。

脾俞、胃俞穴:为膀胱经之背俞穴。患者长时间脾失健运,寒湿困脾,加之肾阳虚弱无力,无法温煦脾阳,故脾长期无力运化,精微不能输养双下肢。取涌泉配脾俞、胃俞可加强健脾之能,使脾运化水谷精微,以滋养肌肤。

委中穴:为膀胱经合土穴,膀胱为水道,水道通则湿寒浊有路可出。由于痰湿阻遏清阳,下肢不得肾阳的温煦,致湿浊不能排除。取本穴施刺血疗法,在委中的浅静脉上点刺放血,加拔火罐,出血量要大一些,约50ml,最初罐中拔出的均是湿痰,最后有淡血出现,即可起罐。

膈俞穴:为膀胱经穴位,"血会膈俞",若下痹缠绵日久不愈,邪气伤血,取本穴可滋阴养血,阴血充沛则可濡养肌肤。

肾俞、气海俞:二穴为膀胱经之背俞穴,二穴施直刺1～1.5寸,上加温针灸,连加3段。肾为先天之本,肾俞、气海俞可补气升阳。

**（2）组：仰卧位**

中脘穴:为任脉穴位,"腑会中脘"。本穴气通四经,故一穴多得,不仅能治胃病消化不良症状,还可治疗怔、忡、癫、狂及妇科、皮科等病症。本穴是治疗脾胃疾患的要穴,配脾俞、胃俞,为对症治疗。

章门穴:为肝经穴,脾之募穴。本穴能调动五脏六腑气机,补脾益气。治疗脾虚气弱,精气不能输布四肢。毫针刺8分到1寸,平补平泻,针柄上加温针灸30分钟。

足三里穴:胃经之合土穴,能补中益气而资化源。若胃经虚,则气血不能循经达于下肢,故下肢肌肉失养,或痰湿下注,停于胃经经络,致气血阻滞。刺足三里,用补法,使经脉畅行,气血往来,可消寒湿之疾。

足窍阴穴:为胆经井穴。胆为中正之官,喜疏泄而恶抑郁,又其名窍阴者,盖因其经脉接于厥阴,有窍通于阴,其功亦阴阳两治,肝主筋,肝血充筋脉得养,则筋舒得展。如双腿肌肉溃烂较久,不仅使患者抑郁不畅,而且因失血过甚,并忧思而伤,致脾胃不能运化水谷精微,生化无源则肝血亏虚,血虚阴亦亏,阴亏不能制阳,虚阳浮越,更加犯脾胃而伤后天之本。取本穴,一可清泻胆火,防胆火伤脾,二可滋补肝阴,以阴阳并治。在穴位上点刺出血，2～3滴，出血不畅时可用手挤压。

隐白穴：为脾经之井穴，为胃经交止之处。患者久病不愈，损伤脾气，脾气虚弱，则统血失司，致使双下肢血不能循经，脱离脉道，渗溢于皮外。取本穴可健脾理气，脾气健运则能统血，血归于经中，不致溢于脉外而使肌肉无血濡养。施治，在穴位上点刺出血2～3滴，一切病邪，从井下而泻出。

局部治疗：首先用双氧水消毒双腿，清理肌肉溃疡面，然后将珍珠散撒在双腿上，后加隔湿纸，外面包上纱布，用绷带包扎好。珍珠散功能解毒消肿，止痛，生肌长肉。

每周治疗1次，1次取俯卧位的穴位，第2次取仰卧位的穴位，交替取之。10次为1个疗程，本案经过2个疗程治疗后，溃疡面开始缩小，患者疼痛感大为减轻，夜间能入睡。5个疗程告愈。本案属少见疑难病症，又为久病后的重症，为巩固其疗效，嘱患者服用中药：

生黄芪40g，党参15g，炒白术15g，茯苓15g，当归10g，白芍10g，生熟地各15g，女贞子15g，旱莲草15g，山萸肉15g，五味子15g，川芎10g，炙甘草6g。须服用7～15剂。

【典型病案2】

王某，男，20岁，学生，河北沧州人。

右腿2年前开始发红、发热，后出现溃疡，不痒，仅疼痛，不影响上学。

［临床症状］右腿膝关节以下、踝骨以上，即小腿部呈现红斑，出疹发热，斑状溃疡，有灼热性疼痛，遇热痛增。患者肢体潮红，灼热，疼痛，遇热加重；饮食上，过食热性食物、膏粱厚味。舌质紫，舌苔少，脉滑数，大便干稀不调。肝火旺，心火盛。

［病因病机］脾胃不和，脾运失职，湿热内生，蕴久生毒，湿毒热邪下注，阻塞经络，气血凝滞，不能通达四肢，脾主四肢、肌肉，为生化之源，因生化失职，故生疾。

［辨证］湿热羁绊，经络阻塞。

［治则］清热解毒，祛湿活血，通经活络。

［治法］针灸共用，刺血疗法，拔火罐，局部治疗。刺血后，抹蟾酥丸和活血消炎丸，取两种丸药加少许水，一起研磨成膏状，抹在放血处，后

加隔湿纸，覆消毒纱布，用绷带包扎好，隔日擦去更换新药。

（1）组：俯卧位

大椎穴：系督脉穴，为手足三阳之会穴。用三棱针点刺出血，加火罐。可祛诸经之邪热并解毒，舒筋通络，活血化瘀，经典称"凡治病必先去其血，乃去其所苦"。

肺俞透风门：风邪为百病之长，肺主气、主皮毛。用毫针，由肺俞进针透风门为泻法（即迎随补泻法）。

大肠俞：系膀胱经穴，位于第4腰椎之下，旁开1.5寸。肺与大肠同属金，为表里脏腑，其气相通，大肠俞为大肠之背俞穴，本穴取之，可清大肠腑热，又通过表里关系，清除肺经风热。施毫针平刺，由大肠俞进针透气海俞，平补平泻，既可清大肠湿热，又可强健腰部。

心俞透厥阴俞：用毫针从心俞透厥阴俞，明薛己指出：诸痛痒、疮、疡皆属于心火，《灵枢•邪客》载"故诸邪之在于心者，皆在于心之包络，包络者，心主之脉也"。本穴可疏通心络、消肿止痛。

胃俞、脾俞：点刺出血，上加拔火罐，留罐10分钟；起罐后，放灸盒，灸30分钟。此法健脾和胃，脾为营之源，后天之本，脾土健旺，阴血则能滋养肝木，使肝火消；如肝火旺盛，势必犯脾，治疗重在实脾土，令气血充盛，以防肝木犯脾，如此可促疮溃愈合。

三焦俞：系背俞穴，有调气、利水的作用，祛热痛减。

（2）组：仰卧位

足三里、太白、章门：足三里为胃经之合土穴，胃不和皆可责之足三里；太白为脾之输原穴，脾胃失和，皆责于脾；章门穴为肝经在胁之穴位，脾之募穴，"脏会章门"。久病体虚，脾胃虚弱，运化无力，精微不能输布下肢，下肢气血亏损，日久则致血瘀，疼痛持续不解，痛有定处。取三穴配伍，可补脾益胃，温中理气，调整气血生化之源，气血生化有源，即可化湿降浊，红斑灼热可除，实痛亦渐渐消失。

中府透云门：中府为肺经起始穴位，肺之募穴。肺卫得宣，可驱逐肌肤湿热。天之气为云，肺为五脏之华盖，又居于五脏之上，有天之象，所出之气，有云之象，为最高之所。云门与中府相隔1寸，平刺透云门，两穴相透，可泻肺之壅盛，使风寒湿邪由此门而出。

以上诸穴配伍,隔日治疗 1 次,加之局部治疗,10 次为一疗程。共治疗 3 个疗程,该患者肌肤痊愈,光滑如初,为巩固疗效,嘱其服用八珍汤 7 剂。2 个月后,家长打电话说,孩子健康状况良好。

# 病症索引

（按汉语拼音排序）

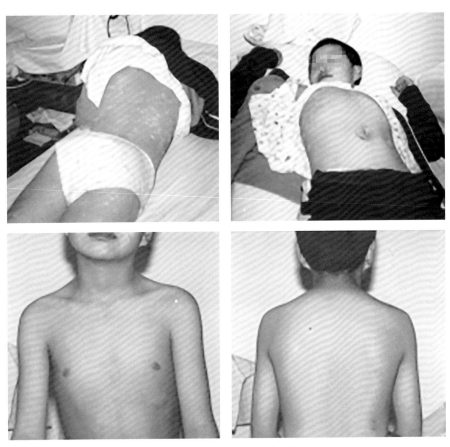

图 1　牛某病照（上）与康复照（下）

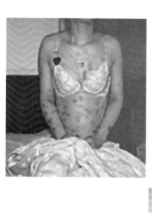
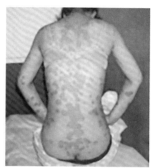
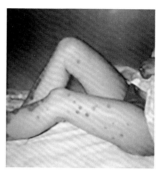
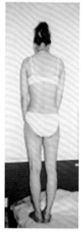
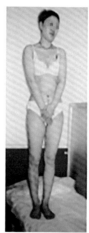

图2　王某病照(上)与康复照(下)

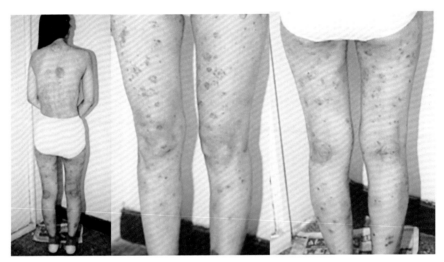

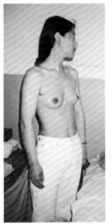 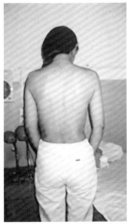

图3 张某病照(上)与康复照(下)

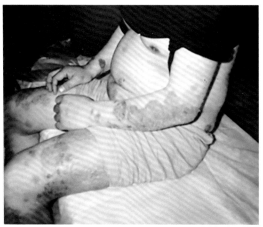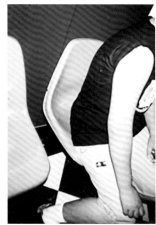

图4　刘某病照（左）与康复照（右）

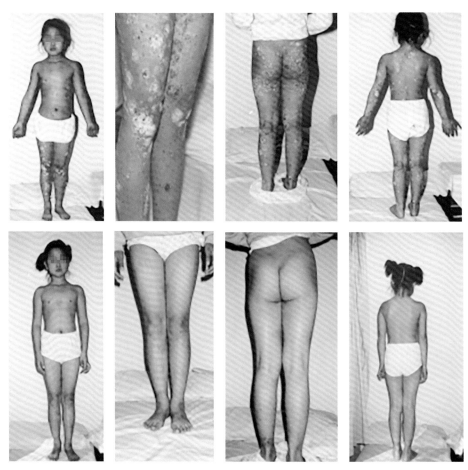

图5　林某病照（上）与康复照（下）

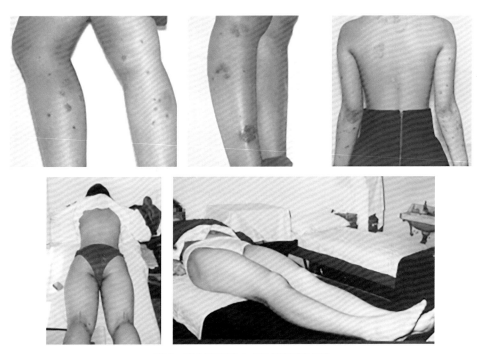

图6　孙某病照(上)与康复照(下)

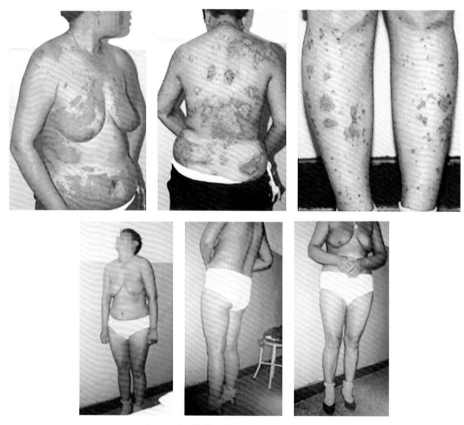

图7　阎某病照(上)与康复照(下)

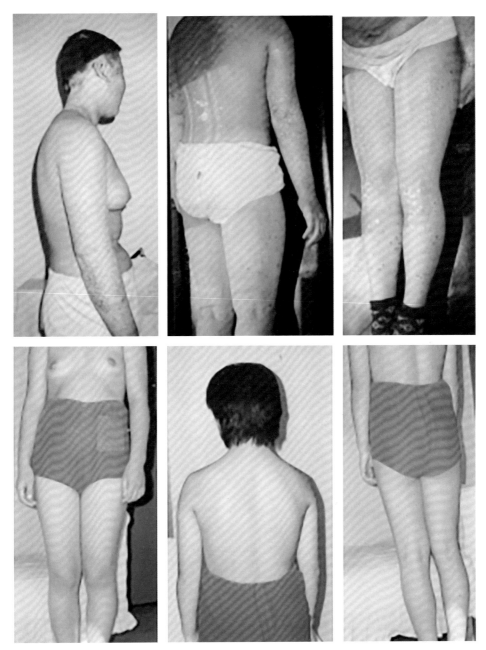

图8 刘某病照(上)与康复照(下)

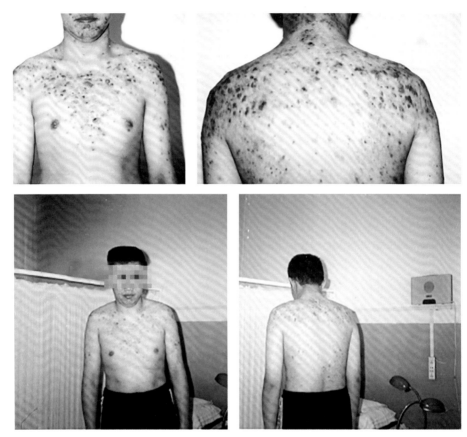

图 9　卢某初病照（上）与治疗 10 日后照（下）

72